Freerk T. Baumann (Hrsg.)
Bewegungstherapie in der onkologischen Prähabilitation
Cancer Prehabilitation

Freerk T. Baumann (Hrsg.)

Bewegungstherapie in der onkologischen Prähabilitation

Cancer Prehabilitation

DE GRUYTER

Herausgeber
PD Dr. Freerk T. Baumann
Centrum für Integrierte Onkologie Köln Bonn
Innere Medizin 1
Universitätsklinikum Köln
Kerpenerstraße 62, 50937 Köln
E-Mail: freerk.baumann@uk-koeln.de

ISBN: 978-3-11-052189-4
e-ISBN (PDF): 978-3-11-052241-9
e-ISBN (EPUB): 978-3-11-052205-1

Library of Congress Control Number: 2018960724

Bibliografische Information der Deutschen Nationalbibliothek
Die Deutsche Nationalbibliothek verzeichnet diese Publikation in der Deutschen Nationalbibliographie; detaillierte bibliografische Daten sind im Internet über http://dnb.d-nb.de abrufbar.

Einbandabbildung: PIKSEL/Gettyimages
Satz: L42 AG, Berlin
Druck und Bindung: CPI books GmbH, Leck

www.degruyter.com

Autorenverzeichnis

PD Dr. Freerk T. Baumann
Centrum für Integrierte Onkologie Köln Bonn
Innere Medizin 1
Universitätsklinikum Köln
Kerpenerstraße 62, 50937 Köln
E-Mail: freerk.baumann@uk-koeln.de

Univ.-Prof. Michael Hallek
Centrum für Integrierte Onkologie Köln Bonn
Innere Medizin 1
Universitätsklinikum Köln
Kerpenerstraße 62, 50937 Köln
E-Mail: michael.hallek@uni-koeln.de

Philipp Otto Koll
Centrum für Integrierte Onkologie Köln Bonn
Innere Medizin 1
Universitätsklinikum Köln
Kerpenerstraße 62, 50937 Köln
E-Mail: philipp.koll@uk-koeln.de

Julia Neudecker
Centrum für Integrierte Onkologie Köln Bonn
Innere Medizin 1
Universitätsklinikum Köln
Kerpenerstraße 62, 50937 Köln
E-Mail: julia.neudecker@freenet.de

Remco Overbeek
Centrum für Integrierte Onkologie Köln Bonn
Innere Medizin 1
Universitätsklinikum Köln
Kerpenerstraße 62, 50937 Köln
E-Mail: re.overbeek@googlemail.com

https://doi.org/10.1515/9783110522419-101

Verzeichnis der Abkürzungen

6MWT	6-Minutengehtest *(6 minute walking test)*
ADL	Aktivitäten des täglichen Lebens
AFP	Alpha-Fetoprotein
ALK	Anaplastische Lymphomkinase
AMWF	Arbeitsgemeinschaft der wissenschaftlichen medizinischen Fachangestellten
ASA	American Society of Anesthesiology
AT	Ausdauertraining
AUASS	American Urological Association Symptom Score
BCLC	*Barcelona Clinic Liver Cancer*
BB	Beckenbodenmuskulatur
BBT	Beckenbodentraining
BET	Brusterhaltende Therapie
BFK	Biofeedback-Kontrolle
BMI	*Body Mass Index*
CABG	Koronararterien-Bypass *(coronary artery bypass graft)*
CEA	Carcinomembryonales Antigen
CED	Chronisch entzündliche Darmerkrankung
CPET	*Cardiopulmonary Exercise Testing*
CT	Computer-Tomographie
CT	Kontrollierte Studien
DLCO	Kohlenmonoxid-Diffusionskapazität
EMG	Elektromyographie
EORTC QLQ-BLM 30	EORTC Quality of Life Questionnaire Core – Bladder Cancer Muscle Invasive 30
EORTC QLQ-BLS 24	EORTC Quality of Life Questionnaire Core – Bladder Cancer Superficial 24
EORTC QLQ-C 30	EORTC Quality of Life Questionnaire Core 30
EORTC QLQ-IN-PATSAT 32	EORTC Quality of Life Questionnaire Core - Bladder Cancer Inpatient-Satisfaction 32
ERAS	*Enhanced-Recovery after Surgery*
ET	Entspanungstraining
FACT-P	Functional Assessment of Cancer Therapy-Prostate
FAP	Familiäre adenomatöse Polyposis
FEV_1	Einsekundenkapazität *(forced expiratory volume in 1 sec)*
FOBT	Test auf okkultes Blut im Stuhl *(fecal occult blood test)*
FVC	Forcierte Vitalkapazität
h	Stunde
HADS	*Hospital Anxiety and Depression Scale*

https://doi.org/10.1515/9783110522419-102

HCC	Hepatozelluläres Karzinom *(hepatocellular carcinoma)*
HF	Herzfrequenz
HNPCC	Hereditäres nicht-polypöses Kolonkarzinoid-Syndrom
HSCL	Hopkins Symptom Checklist
ICIQ-OAB	ICIQ Overactive Bladder
ICIQ-UI	ICIQ Urinary Incontinence
ICSmaleSF	International continence Society-Score Male Short Form Questionnaire
IG	Interventionsgruppe
IGF	*Insulin-Like Growth Factor*
IMT	Inspiratorisches Atemtraining
IIQ	Incontinence Impact Questionnaire
IIEF-5	International Index of Erectile Function
IPSS	International Prostate Symptom Score
J	Jahr
Katz Index Score	Katz Index of Independence in Activities of Daily Living
KG	Kontrollgruppe
KHQ	King's Health Questionnaire
KLT	Kreislauftraining
KoT	Koordinationstraining
KS	Krankenschwester
KT	Krafttraining
LD	Liegedauer
LQ	Lebensqualität
MED/MEP	Maximaler exspiratorischer Druck *(Maximal Exspiratory Pressure)*
MID/MIP	Maximaler inspiratorischer Druck *(Maximal Inspiratory Pressure)*
min	Minuten
mo	Monat
MOSSFHS	Medical Outcomes Study Short Form Health Survey
MRT	Magnetresonanztomographie
na	Nicht angegeben
NARCT	Neoadjuvante Radiochemotherapie
NASH	Nicht-alkoholische Fettleberhepatitis
n.s.	nicht signifikant
NSCLC	Nicht-kleinzelliges Lungenkarzinom
ÖGD	Ösophagogastroduodenaloskopie
OP	Operation
OTT	Onkologische Trainings- und Bewegungstherapie
PA	Körperliche Aktivität, Schrittzahl
PCO_2	Kohlendioxidpartialdruck
PeLFIs	Pelvic Floor Inventories
PET	Positronenemissionstomographie

PGI-I	Patients Global Impression of Improvement
PIF	Maximaler inspiratorischer Fluss
PNP	Polyneuropathie
PO_2	Sauerstoffpartialdruck
POC	Postoperative Komplikationen
post-OP	postoperativ
PPC	Postoperative respiratorische Komplikationen
prä-OP	präoperativ
PT	Physiotherapeut
QoL	*Quality of Life*
RCT	Randomisierte kontrollierte Studien
SAE	Schwerwiegendes unerwünschtes Ereignis *(Serious Adverse Event)*
sek	Sekunden
SEM	Standardfehler des Mittelwerts
SF-36	*Short Form Health Survey*
TACE	Transarteriellen Chemoembolisation
Ü	Übung
UCLA-PCI	UCLA Prostate Cancer Index
VAS scale	Visual Analogue Scale
VATS	*Video Assisted Thoracic Surgery*
VEGF	*Vascular Endothelial Growth Factor*
VO_2	maximale Sauerstoffaufnahme
vs.	versus
Wdh	Wiederholungen
wo	Woche

Inhalt

1 Einleitung

Michael Hallek

Mit jährlich 500.000 Neuerkrankungen und zurzeit ca. 4 Mio. Menschen, die in Deutschland an Krebs erkrankt sind, ist die Onkologie eines der gesellschaftlich bedeutsamsten Felder im Gesundheitswesen. Die onkologische Therapie ist dabei in einem extremen Wandel begriffen. Inzwischen können durch die unterschiedlichen Therapieoptionen etwa 60 % aller an Krebs Erkrankten geheilt werden. Zudem können viele Krankheitsverläufe in einen chronischen Verlauf übergehen, in dem die Patienten mitunter mit ihrer Krebserkrankung lange leben können. Angesichts dieser Entwicklung wird auch die Verfügbarkeit von effektiven und evidenzbasierten Supportivtherapien bedeutsamer, um die Patienten nach überstandener Erkrankung oder angesichts langer Krankheitsverläufe wieder in den Lebensalltag zurückzuführen. In diesem Kontext nimmt die Onkologische Trainings und Bewegungstherapie (OTT) eine Sonderstellung ein. Zunehmend aussagekräftige Daten belegen den positiven Effekt von körperlichem Training – während aber auch nach einer Krebstherapie – auf den Verlauf einer Krebserkrankung. Es ist inzwischen wissenschaftlich belegt, dass gezielte, personalisierte Bewegungstherapie klinisch relevante Nebenwirkungen der Krebstherapie positiv beeinflussen kann. Damit zählt die Bewegungstherapie zu den wichtigsten Supportiv-Maßnahmen in der Onkologie. Jüngste Daten zeigen, dass der Zeitpunkt des Bewegungstherapie-Einsatzes den Verlauf der Krebserkrankung beeinflusst. Je früher Patienten in Bewegungsprogramme eingebunden werden, desto wirksamer.

Es entwickelte sich in den letzten wenigen Jahren in diesem Kontext ein neues Forschungsfeld, das große Potentiale birgt: *Cancer Prehabilitation* – das heißt, onkologische Patienten bereits unmittelbar nach Diagnosestellung und vor der medizinischen Therapie in körperliche Trainingsinterventionen zu implementieren. Dies stellt eine kleine Revolution dar. Denn es wird die sportliche Intervention bereits unmittelbar nach Diagnose und noch vor der eigentlichen Therapie durchgeführt. Ziel ist es, den Patienten physisch wie psychisch besser auf die Belastungen einer Therapie vorzubereiten und gleichzeitig das Outcome in verschiedener Hinsicht positiv zu beeinflussen. Während für therapiebegleitende Sportprogramme bereits eine breite evidenzbasierte Forschungsgrundlage existiert, steht das Wissenschaftsfeld der *Cancer Prehabilitation* noch am Anfang.

Diese Entwicklung hätte man sich vor einigen Jahren noch nicht vorstellen können. Erste aussagekräftige Untersuchungen bestätigen das Potenzial von frühzeitigen Interventionen in der onkologischen Behandlung. Bewegungsmangelsymptome können auf diese Weise vermindert und medizinische Nebenwirkungen reduziert werden. Aktuelle Untersuchungen beschreiben zudem, dass bewegungstherapeutische *Cancer Prehabilitation* auch einen wirtschaftlichen Effekt hat. Denn Patienten, die vor einer Operation fit gemacht werden, weisen weniger Komplikationen auf und kön-

https://doi.org/10.1515/9783110522419-001

nen früher aus dem Krankenhaus entlassen werden. Wissenschaftler, Versorgungsforscher, aber auch Kostenträger und Leistungserbringer werden daher hoffentlich in dieses zukunftsträchtige Feld der *Cancer Prehabilitation* investieren.

2 Die Bedeutung der Prähabilitation in der Onkologie

Freerk T. Baumann, Julia Neudecker, Philipp Koll, Remco Overbeek,

2.1 Begriffsbestimmung

Der Begriff der „*Cancer Prehabilitation*" wurde erstmals 2013 von Julie Kathleen Silver und Jennifer Baima vom Department of Physical Medicine and Rehabilitation der Harvard Medical School in Boston in einem Review erläutert [1],[2]. Sie definieren Prähabilitation als Gesamtheit der interventionellen Maßnahmen, die nach Diagnosestellung und vor Beginn einer onkologischen Therapie durchgeführt werden (Abb. 2.1). Wie der Begriff vermuten lässt, zeichnen sich prähabilitative Maßnahmen dadurch aus, dass sie **präventive** und **rehabilitative** Aspekte verbinden. Dazu zählen primär alle physischen, psychischen und auch edukativen Interventionen, die kombiniert oder auch unimodal angewendet werden. Somit ist Prähabilitation primär keine rein sportliche Intervention, sondern kann auch Bereiche wie Nikotinkarenz, psychologische Intervention (u. a. Stressbewältigung) oder das Schlafverhalten beinhalten [1].

Trotz einer Vielzahl an neuen Behandlungsansätzen in der Onkologie bleibt die Herausforderung, die Lebensqualität der Patienten zu erhalten. Gleichzeitig resultieren viele Behandlungen in multiplen unerwünschten Nebenwirkungen, die Krebspatienten auch lange nach erfolgter Therapie im alltäglichen Leben einschränken [3]. Dazu zählen u. a. verminderte Muskelkraft und Knochendichte, Übelkeit, Schmerzen, Polyneuropathien, Fatigue sowie psychische Einschränkungen wie Depressionen, Ängste und ein reduziertes Selbstwertgefühl, worunter insgesamt die Lebensqualität leidet [1],[4].

Prähabilitative Maßnahmen zielen darauf ab, diese Nebenwirkungen **präventiv,** in hemmender Weise zu beeinflussen, und gleichzeitig mögliche bereits vorhandene Symptome der Krebserkrankung zu mildern, und damit eine gute Lebensqualität der Patienten trotz Therapie und Erkrankung zu bewahren.

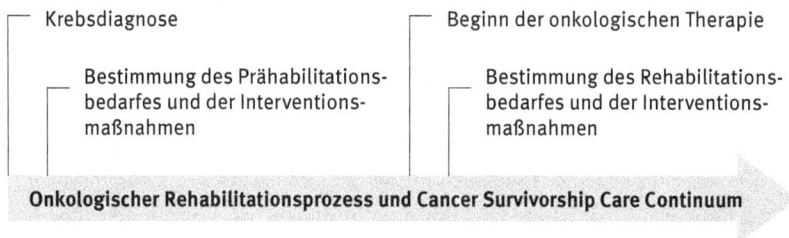

Krebsdiagnose ⌐   Beginn der onkologischen Therapie

    ⌐ Bestimmung des Prähabilitations-bedarfes und der Interventionsmaßnahmen   ⌐ Bestimmung des Rehabilitationsbedarfes und der Interventionsmaßnahmen

Onkologischer Rehabilitationsprozess und Cancer Survivorship Care Continuum →

Abb. 2.1: Die Prähabilitation im Kontext der onkologischen Behandlung [1].

https://doi.org/10.1515/9783110522419-002

Ein zentraler Punkt in der Prähabilitation ist hierbei das körperliche Training. Im Rahmen von nicht-onkologischen Erkrankungen ist der Einfluss von Bewegung und Sport bereits in einigen Studien untersucht worden. So senkt präoperatives Training bei Bypass-Patienten (CABG) signifikant das Auftreten von postoperativen Komplikationen [5] und reduziert die Liegedauer im Krankenhaus [6]. Auch bei abdominellen Operationen konnten postoperative Komplikationen durch präoperatives Training reduziert werden [7]. Orthopädische Patienten nach Spinaloperation konnten deutlich früher das Krankenhaus verlassen, wenn sie bereits zwei Monate vor Operation ein intensives Sportprogramm absolvierten [8]. Diese Auswirkungen von Bewegung und Training legen nahe, dass auch eine ausreichende Bewegung vor Operation oder Chemotherapie positive Effekte haben könnte.

Neben diesen positiven Effekten auf die Gesundheit und das Wohlbefinden des Patienten kann prähabilitatives Training auch wirtschaftliche Vorteile nach sich ziehen. Vor allem durch kürzere Liegedauer im Krankenhaus und einer geringeren postoperativen Betreuung durch Reduktion der Folgebeschwerden, können Kosten für Patient und Krankenkasse gesenkt werden [4].

2.2 Bewegungstherapeutische Prähabilitation in der Onkologie

Mit über 220.000 Todesfällen ist Krebs nach den Herz-Kreislauferkrankungen in Deutschland die zweithäufigste Todesursache. Allein im Jahr 2012 erkrankten nach Schätzungen des Robert-Koch-Institutes fast eine halbe Million Menschen in Deutschland an Krebs [9]. Vor allem die medizinische Therapie onkologischer Erkrankungen hat sich in den letzten Jahren stark gewandelt und wird stets personalisierter und multimodaler.

Eine onkologische Diagnose stellt für den Patienten stets eine schwere psychisch belastende Erfahrung dar. So benötigen 22,6 % Prozent aller Brustkrebspatienten im Laufe ihrer Therapie eine antidepressive Medikation [10]. Eine Krebsdiagnose ändert die Sicht eines Menschen auf sein Leben und seine Lebensziele [11] und zwingt den Patienten, sein Leben in vielen Bereichen an die Erkrankung anzupassen. Krebspatienten neigen dazu, Prioritäten und Werte wie Verantwortung oder die Bedeutung von Gesundheit und sozialen Kontakten neu festzulegen [12]. Das Vertrauen in den eigenen Körper sinkt und körperliche Aktivität wird eher als Bedrohung für körperliche Unversehrtheit angesehen – das Bewegungsverhalten verändert sich plötzlich. Besonders in der Phase zwischen Diagnose und Beginn einer Therapie reagieren viele Patienten mit Rückzug, um sich möglichst wenig Stress und körperlicher Belastung auszusetzen. Das Prinzip des Schonens steht oft im Vordergrund, Bewegungsmangelerkrankungen können entstehen. Erst seit Kurzem ist jedoch klar, dass vielmehr ein moderates und teilweise sogar intensives Training in dieser Zeit Vorteile psychischer und auch physischer Art mit sich bringt [1].

Einen wichtigen Teilaspekt in der Behandlung onkologischer Patienten stellen demnach bewegungstherapeutische Rehabilitationsmaßnahmen dar, sowohl post-interventionell, als auch parallel zu einer Behandlung. In der Therapie verschiedens-ter Tumorentitäten sind begleitende Bewegungsinterventionen mittlerweile fester Bestandteil und werden in aktuellen nationalen wie internationalen Leitlinien emp-fohlen (American Cancer Society, Deutsche Krebsgesellschaft) [13],[14]. Sie reduzieren Symptome der Erkrankung und können die klinisch relevantesten Nebenwirkungen einer Krebstherapie abmildern [15].

Im Allgemeinen kann inzwischen postuliert werden, dass Patienten insbesonde-re dann von den Therapiemaßnahmen profitieren, je früher sie in diese eingebunden werden. Die Frage stellt sich nun, in welchen Aufgabenfeldern bewegungstherapeu-tische Intervention in der onkologischen Prähabilitation eingesetzt werden können. Das medizinisch-onkologische Feld zeigt sich in diesem Kontext sehr heterogen, was bei den Bewegungsinterventionen berücksichtigt werden muss. Zusammengefasst findet die bewegungstherapeutische Prähabilitation in der Onkologie insbesondere in den folgenden Säulen ihre Bestimmung:
- Operation
- neoadjuvante Chemotherapie
- neoadjuvante Radiochemotherapie

In der klassischen Prähabilitation werden Trainingsinterventionen insbesondere **prä-operativ** eingesetzt, um die Patienten für die OP „fit zu machen". Dies ist jedoch nur ein Teilaspekt in der bewegungstherapeutischen Prähabilitation bei Krebs. Neben der Operation spielen die oben genannten medizinischen Behandlungsformen wie Sys-temtherapie und Bestrahlung zudem eine zentrale Rolle. Bewegungstherapeutische Maßnahmen in der onkologischen Prähabilitation können demnach auch unter **neo-adjuvanter Chemotherapie** und **neoadjuvanter Radiochemotherapie** eingesetzt werden. Die Prähabilitation besitzt in diesem Kontext die Aufgabe, onkologische Pa-tienten präoperativ unter Chemotherapie/Strahlentherapie auf die Operation vorzu-bereiten. Hier definiert sich die *Cancer Prehabilitation* in klarer Abgrenzung zur ortho-pädischen oder auch internistischen (nicht-onkologischen) Prähabilitation, die im ursprünglichen Sinne keine Intervention während einer medizinischen Maßnahme vorsieht. Der Besonderheit der vielfältigen, personalisierten Therapieoptionen in der Onkologie wird nun Rechnung getragen, um den Fokus der bewegungstherapeuti-schen Potenziale zu erweitern und für die Patienten nutzbar zu machen.

Prähabilitative Maßnahmen könnten theoretisch auch für Patienten vor einer **Hormontherapie, Immuntherapie** oder einer **Antikörpertherapie** eingesetzt werden, bevor diese Therapien beginnen. Dies mit dem Ziel, dass die Bewegungs-interventionen dauerhaft unter der Systemtherapie fortgesetzt werden, um mögliche medizinische Nebenwirkung und Auswirkungen zu verhindern. Jedoch gibt es dazu bislang weder praktische Erfahrungen noch wissenschaftliche Daten.

2.3 Die Ziele der bewegungstherapeutischen Prähabilitation in der Onkologie

Die Ziele der bewegungstherapeutischen Prähabilitation in der Onkologie können in sechs übergeordneten Ebenen definiert werden:

1. Verhinderung von Bewegungsmangelsymptomen
2. Abmilderung bzw. Blockierung möglicher Nebenwirkungen der medizinischen Therapie
3. Verbesserung der körperlichen Leistungsfähigkeit
4. Verbesserung/Stabilisierung der psychischen Verfassung
5. Erlernen von unbekannten Bewegungsformen
6. Edukatives Element zur Erlangung einer bewegungsspezifischen Gesundheitskompetenz

Eine Herausforderung im medizinischen Setting ist die kurze Zeitspanne von der Diagnosestellung bis zum Beginn der medizinischen Therapie. Jedoch muss hervorgehoben werden, dass Adaptationen in der Koordination, Ausdauer und Kraft schon durch wenige Trainingseinheiten beobachtet werden können. Auch das Erlernen einer unbekannten Bewegungsform, wie dies häufig beim Beckenbodentraining zu beobachten ist, fällt den Patienten prä-OP naturgemäß durch die durchtrennten Nervenfasern viel leichter als nach der Operation.

Des Weiteren steht im Vordergrund der Prähabilitation, Bewegungsmangelsymptome zu verhindern. Zudem können mögliche medizinische Nebenwirkungen blockiert oder gar verhindert werden, wie dies beispielsweise beim Fatigue-Syndrom der Fall ist. Edukative Maßnahmen im Sinne der theoretischen Aufklärung zur Erlangung einer Gesundheitskompetenz können bereits nach 1–2 Einheiten erfolgreich sein. Die Psyche kann durch bewegungstherapeutische Interventionen ebenfalls stabilisiert werden und verhindern, dass Patienten in ein tiefes Loch aus Erschöpfung, Antriebsarmut und Depression fallen.

Insgesamt sind somit folgende Intentionen der prähabilitativen Bewegungstherapie in der Onkologie zu nennen, um die Lebensqualität der Patienten positiv zu beeinflussen

- Verhinderung von Atrophien, Adhäsionen etc.
- Verhinderung von Chemotherapie und/oder Bestrahlung und/oder OP induzierten Nebenwirkungen, die das Bewegungsverhalten beeinflussen (Fatigue, Übelkeit, PNP etc.)
- Bewegungserlernen einer unbekannten Bewegungsform, bspw. Beckenbodentraining
- Harninkontinenz-Prophylaxe bzw. Reduktion der Harninkontinenzzeit
- Durchblutungsförderung der zu operierenden bzw. zu bestrahlenden Region
- Aktivierung von Wundheilungsmechanismen
- Förderung von Regenerationsprozessen (u. a. kürzere Harninkontinenzzeit)

- Reduzierung von Wundheilungsstörungen
- Verhinderung von Infektionen
- Stabilisierung der Atemfunktion
- Verbesserung von Koordination, Kraft und Ausdauer
- Erlernen von theoretischen Hintergründen zu den positiven Effekten von Bewegung inkl. Translation in den Alltag
- Psychische Stabilisierung
- Reduzierung der Krankenhaustage

2.4 Erste evaluierte Effekte der bewegungstherapeutischen Prähabilitation in der Onkologie

In der Behandlung des Prostatakarzinoms durch radikale retropubische Prostatektomie ist dies schon länger bekannt und erforscht: Beckenbodentraining dient als prähabilitatives Training dazu, das Auftreten von akuter postoperativer Inkontinenz zu senken. Eine australische Studie mit 284 Teilnehmern zeigte, dass Patienten durch präoperativ begonnenes Beckenbodentraining 28 % schneller einen Status der Kontinenz erreichten als solche, die lediglich nach der Operation die Übungen absolvierten [16]. Sueppel et al. [17] oder auch Burgio et al. [18] stellten einen ähnlichen Effekt fest.

Auch in der Behandlung kolorektaler Karzinome gewinnt Prähabilitation zunehmend an Bedeutung. Durch lange Wartezeiten vor Operationen leiden diese Patienten vor allem an Angst und Unsicherheit [19]. Zudem besteht ein wahrscheinlich direkter Zusammenhang zwischen einem niedrigen präoperativen Fitnesslevel und erhöhter Mortalität [20]. Dronkers et al. stellten bereits 2010 fest, dass kurzeitiges intensives Training vor kolorektaler Operation die inspiratorische Muskelausdauer bei älteren Patienten signifikant erhöht [21]. In einer kanadischen Studie [22] verglich man 2013 ein trimodales prähabilitatives Training (n = 42) vor Resektion eines kolorektalen Karzinoms mit der Standardtherapie (n = 45). 81 % der Sportgruppe konnte 8 Wochen postoperativ als rehabilitiert bezeichnet werden. Im Vergleich dazu nur 40 % der Kontrollgruppe. Gillis et al. [23] konnten dies 2014 bestätigen. In einer randomisiert kontrollierten Studie verglichen sie die Laufdistanz im 6MWT (6 Minuten Gehtest) von Patienten, die vor der Operation ein intensives Ausdauer- und Krafttraining absolviert hatten mit einer Standardtherapie. Durch Prähabilitation konnte das Fitnesslevel vor Operation deutlich erhöht werden und hielt sich auch 8 Wochen nach Operation noch über dem Anfangswert. In der Kontrollgruppe zeigte sich bereits vor Operation ein starker Leistungseinbruch, der sich nach der Intervention fortsetzte. 8 Wochen nach Operation konnte im 6MWT noch immer weniger Strecke zurückgelegt werden als vor Operation. Gleichsam zeigten Patienten, die ein Training bereits vor Intervention begonnen hatten, eine höhere Compliance zu postoperativen Rehabilitationsmaßnahmen. Prähabilitation könnte also durch bereits erlernte Bewegungsprogramme und Trainingsarten den Rehabilitationsprozess für Patienten erleichtern und verkürzen.

Patienten vor einer Ösophagektomie profitieren ebenfalls von Prähabilitation im Sinne eines intensiven Atemtrainings. Postoperative Komplikationen können so signifikant reduziert und die Krankenhausverweildauer um bis zu 4 Tage gesenkt werden [24]. In einer niederländischen Studie aus dem Jahr 2014 konnte eine solche Reduzierung der Kosten bei der Behandlung von Ösophaguskarzinomen bereits belegt werden [24].

Zusammengefasst bestehen zurzeit genügend Erkenntnisse, um sich dem Gebiet der bewegungstherapeutischen Prähabilitation in der Onkologie aus wissenschaftlicher Sicht vertieft zu widmen. Darüber hinaus ist es nicht vermessen zu empfehlen, dass sich jetzt schon erste versorgungsbezogene Infrastrukturen entwickeln sollten.

Literatur

[1]   Baumann FT, von Leesen S. Prähabilitation bei Krebspatienten. Im Focus Onkologie. 2016;19(6):47-50.

[2]   Silver JK, Baima J. Cancer prehabilitation: an opportunity to decrease treatment-related morbidity, increase cancer treatment options, and improve physical and psychological health outcomes. Am J Phys Med Rehabil. 2013;92(8):715-27.

[3]   Siegel R, Naishadham D, Jemal A. Cancer statistics, 2012. CA: a cancer journal for clinicians. 2012;62(1):10-29.

[4]   Bao YJ, Hou W, Kong XY, et.al. Hydromorphone for cancer pain. Cochrane Database Syst Rev. 2016;10:CD011108.

[5]   Hulzebos EH, Helders PJ, Favie NJ, et al. Preoperative intensive inspiratory muscle training to prevent postoperative pulmonary complications in high-risk patients undergoing CABG surgery: a randomized clinical trial. Jama. 2006;296(15):1851-7.

[6]   Arthur HM, Daniels C, McKelvie R, Hirsh J, Rush B. Effect of a preoperative intervention on preoperative and postoperative outcomes in low-risk patients awaiting elective coronary artery bypass graft surgery. A randomized, controlled trial. Ann Intern Med. 2000;133(4):253-62.

[7]   Valkenet K, van de Port IG, Dronkers JJ, et al. The effects of preoperative exercise therapy on postoperative outcome: a systematic review. Clinical rehabilitation. 2011;25(2):99-111.

[8]   Nielsen PR, Jorgensen LD, Dahl B, Pedersen T, Tonnesen H. Prehabilitation and early rehabilitation after spinal surgery: randomized clinical trial. Clinical rehabilitation. 2010;24(2):137-48.

[9]   Krebs in Deutschland 2011/2012. 10. Ausgabe. Robert Koch-Institut (Hrsg) und die Gesellschaft der epidemiologischen Krebsregister in Deutschland e. V. (Hrsg). Berlin, 2015.

[10] Sanjida S, Janda M, Kissane D, et al. A systematic review and meta-analysis of prescribing practices of antidepressants in cancer patients. Psycho-oncology. 2016;25(9):1002-16.

[11] Pinquart M, Silbereisen RK, Frohlich C. Life goals and purpose in life in cancer patients. Supportive care in cancer: official journal of the Multinational Association of Supportive Care in Cancer. 2009;17(3):253-9.

[12] Lampic C, Thurfjell E, Bergh J, Carlsson M, Sjoden PO. Life values before versus after a breast cancer diagnosis. Research in nursing & health. 2002;25(2):89-98.

[13] Goeckenjan G, Sitter H, Thomas M, et al. [Prevention, diagnosis, therapy, and follow-up of lung cancer. Interdisciplinary guideline of the German Respiratory Society and the German Cancer Society-abridged version]. Pneumologie. 2011;65(8):e51-75.

[14] Rock CL, Doyle C, Demark-Wahnefried W, et al. Nutrition and physical activity guidelines for cancer survivors. CA: a cancer journal for clinicians. 2012;62(4):243-74.

[15] Speck RM, Courneya KS, Masse LC, Duval S, Schmitz KH. An update of controlled physical activity trials in cancer survivors: a systematic review and meta-analysis. Journal of cancer survivorship : research and practice. 2010;4(2):87-100.

[16] Patel MI, Yao J, Hirschhorn AD, Mungovan SF. Preoperative pelvic floor physiotherapy improves continence after radical retropubic prostatectomy. Int J Urol. 2013;20(10):986-92.

[17] Sueppel C, Kreder K, See W. Improved Continence Outcomes With Preoperative Pelvic Floor Muscle Strengthening Exercises. Urologic Nursing. 2001;21(3):201.

[18] Burgio KL, Goode PS, Urban DA, et al. Preoperative biofeedback assisted behavioral training to decrease post-prostatectomy incontinence: a randomized, controlled trial. J Urol. 2006;175(1):196-201; discussion

[19] Moene M, Bergbom I, Skott C. Patients' existential situation prior to colorectal surgery. Journal of advanced nursing. 2006;54(2):199-207.

[20] Wilson RJ, Davies S, Yates D, Redman J, Stone M. Impaired functional capacity is associated with all-cause mortality after major elective intra-abdominal surgery. British journal of anaesthesia. 2010;105(3):297-303.

[21] Dronkers JJ, Lamberts H, Reutelingsperger IM, et al. Preoperative therapeutic programme for elderly patients scheduled for elective abdominal oncological surgery: a randomized controlled pilot study. Clinical rehabilitation. 2010;24(7):614-22.

[22] Li C, Carli F, Lee L, et al. Impact of a trimodal prehabilitation program on functional recovery after colorectal cancer surgery: a pilot study. Surg Endosc. 2013;27(4):1072-82.

[23] Gillis C, Li C, Lee L, et al. Prehabilitation versus rehabilitation: a randomized control trial in patients undergoing colorectal resection for cancer [with consumer summary]. Anesthesiology 2014;121(5):937-947.

[24] van Adrichem EJ, Meulenbroek RL, Plukker JT, Groen H, van Weert E. Comparison of two preoperative inspiratory muscle training programs to prevent pulmonary complications in patients undergoing esophagectomy: a randomized controlled pilot study. Ann Surg Oncol. 2014;21(7):2353-60.

Weiterführende Literatur

Arthur HM, Daniels C, McKelvie R, Hirsh J, Rush B. Effect of a preoperative intervention on preoperative and postoperative outcomes in low-risk patients awaiting elective coronary artery bypass graft surgery. A randomized, controlled trial. Annals of internal medicine. 2000;133(4):253-62.

Cornelissen VA, Fagard RH. Effects of endurance training on blood pressure, blood pressure-regulating mechanisms, and cardiovascular risk factors. Hypertension. 2005;46(4):667-75.

Creasy TS, McMillan PJ, Fletcher EW, Collin J, Morris PJ. Is percutaneous transluminal angioplasty better than exercise for claudication? Preliminary results from a prospective randomised trial. European journal of vascular surgery. 1990;4(2):135-40.

Daley A. Exercise and depression: a review of reviews. Journal of clinical psychology in medical settings. 2008;15(2):140-7.

getABI: German epidemiological trial on ankle brachial index for elderly patients in family practice to dedect peripheral arterial disease, significant marker for high mortality. Vasa. 2002;31(4):241-8.

Knowler WC, Barrett-Connor E, Fowler SE, et al. Reduction in the incidence of type 2 diabetes with lifestyle intervention or metformin. N Engl J Med. 2002;346(6):393-403.

Laaksonen DE, Atalay M, Niskanen LK, et al. Aerobic exercise and the lipid profile in type 1 diabetic men: a randomized controlled trial. Med Sci Sports Exerc. 2000;32(9):1541-8.

Laaksonen MA, Knekt P, Rissanen H, et al. The relative importance of modifiable potential risk factors of type 2 diabetes: a meta-analysis of two cohorts. European journal of epidemiology. 2010;25(2):115-24.

Lacasse Y, Wong E, Guyatt GH, et al. Meta-analysis of respiratory rehabilitation in chronic obstructive pulmonary disease. Lancet. 1996;348(9035):1115-9.

Leng GC, Fowler B, Ernst E. Exercise for intermittent claudication. The Cochrane database of systematic reviews; 2000;10.1002/14651858.cd000990(2):Cd000990.

Pescatello LS, Franklin BA, Fagard R, et al. American College of Sports Medicine position stand. Exercise and hypertension. Med Sci Sports Exerc. 2004;36(3):533-53.

Schuch FB, Vancampfort D, Rosenbaum S, et al. Exercise improves physical and psychological quality of life in people with depression: A meta-analysis including the evaluation of control group response. Psychiatry research. 2016;241:47-54.

Taylor RS, Brown A, Ebrahim S, et al. Exercise-based rehabilitation for patients with coronary heart disease: systematic review and meta-analysis of randomized controlled trials. The American journal of medicine. 2004;116(10):682-92.

Tuomilehto J, Lindstrom J, Eriksson JG, et al. Prevention of type 2 diabetes mellitus by changes in lifestyle among subjects with impaired glucose tolerance. N Engl J Med. 2001;344(18):1343-50.

Remco Overbeek, Freerk T. Baumann

3.1.1 Epidemiologie

2012 starben weltweit etwa 1,6 Millionen Menschen an Lungenkrebs. Diese Zahl soll bis zum Jahre 2035 auf bis zu 3 Millionen anwachsen [1]. Betroffen sind vor allem unterentwickelte Länder, in denen der Tabakkonsum ansteigt. Gleichsam ist jedoch auch Europa stark betroffen. 24 % der Krebstoten durch Lungenkrebs kommen aus Europa [1]. Auch hier steigt die Zahl im Zuge des demographischen Wandels noch immer an. Vor allem Frauen sind von diesem Trend betroffen, was auf den zunehmenden Tabakkonsum in der weiblichen Bevölkerung zurückgeführt wird [2]. Im Jahr 2012 erkrankten etwa 52.500 Menschen in Deutschland an einem Lungenkarzinom, 44.500 Menschen verstarben an selbiger Erkrankung. Bei jedem vierten Mann, der an Krebs verstirbt, ist ein Bronchialkarzinom die Ursache. Bei Frauen hat sich die Mortalität seit 1975 verdoppelt [3] und könnte Brustkrebs bald als häufigste Krebstodesursache ablösen [4]. In Deutschland liegt die 5-Jahresprävalenz für Männer bei etwa 49.000, für Frauen bei 29.200 [3]. Lediglich das vom Rauchen unabhängige Adenokarzinom tritt deutlich häufiger bei Frauen auf, weshalb über eine erhöhte Vulnerabilität durch Estrogeneinfluss diskutiert wird [5],[6]. Das durchschnittliche Erkrankungsalter liegt bei 55–60 Jahren [7]. Die 5-Jahresüberlebensrate bei neu diagnostizierten Lungenkarzinomen liegt bei Männern bei etwa 12 % und bei Frauen bei 14 % [3]. Die Prognose ist jedoch stark abhängig von Tumorstadium und Patient. So kann bei Rauchern die 5-Jahres Überlebensrate bei gleichem Tumorstadium im Vergleich zu Nichtrauchern um bis zu 26 % vermindert sein [8]. Je früher der Tumor entdeckt wird, desto besser sind die Überlebenschancen. Bei nur lokalem Befall kann die Hälfte der Patienten 5 Jahre überleben. Im Stadium IV des NSCLC liegt das 5-Jahres-Überleben bei nur noch 2 % [9].

3.1.2 Ätiologie

Schon 1950 konnten Richard Doll und Bradford Hill einen Zusammenhang zwischen dem Konsum von Tabak und dem Auftreten von Karzinomen der Lunge feststellen. Sie führten dies auf den Inhaltsstoff Arsen zurück, der einzige damals nachgewiesen kanzerogene Stoff, der in Zigaretten enthalten war [10]. Heute ist klar, dass der Tabakrauch mehr als 90 kanzerogene Stoffe enthält, darunter polyzyklische aromatische Kohlenwasserstoffe wie Benzopyren, Nitrosamine, Formaldehyd, Benzol, Metalle wie Nickel und Cadmium und radioaktive Stoffe wie Polonium-210 [11]. Etwa 90 % der Sterbefälle durch Lungenkrebs sind bei den Männern auf das Rauchen zurückzufüh-

https://doi.org/10.1515/9783110522419-003

ren [12]. Auch das Passivrauchen erhöht das Lungenkrebsrisiko [13]. So konnte eine englische Studie zeigen, dass Nichtraucher, die mit Rauchern zusammenlebten, ein um 24 % erhöhtes Erkrankungsrisiko besaßen [14].

Als zweithäufigster Auslöser zählt das natürlich radioaktive Edelgas Radon, das durch den spontanen Zerfall von Uran entsteht. Nach dem Bundesamt für Strahlenschutz verursacht Radon in europäischen Wohnungen 9 % aller Lungenkrebstodesfälle. Die im 19 Jahrhundert als Bergkrankheit bezeichnete Krebserkrankung vieler Minenarbeiter wurde nachträglich auf eine erhöhte Radonexposition zurückgeführt [15].

Eine weiteres, seit 1955 bekanntes, Kanzerogen ist Asbest [16]. Bei einer kritischen Fasergeometrie können Asbestfasern in die Alveolen gelangen und Asbestose, Lungenkrebs oder ein Pleuramesotheliom auslösen [17]. Weitere exogene Risikofaktoren sind Feinstaub, Dieselmotorabgase oder Quarzstäube.

3.1.3 Diagnostik und Therapie

Zur Diagnostik stehen neben Anamnese, Labordiagnostik und körperlicher Untersuchung verschiedene apparative Verfahren zur Verfügung. Zur Lokalisation wird meist eine Röntgen-Thoraxaufnahme in 2 Ebenen angefertigt. Sie ist die Methode der Wahl als initiales radiologisches Verfahren [9]. Eine Computertomographie kann sowohl der genauen Lokalisation eines bekannten Tumors vor bronchoskopischer Intervention, als auch zum Aufspüren eines bislang unbekannten Primärtumors dienen [9]. Eine parallele Kontrastmittelaufnahme vereinfacht als Parameter die Bewertung der Dignität [18]. Wichtigste Methode zur Diagnosesicherung ist die Bronchoskopie, die den Vorteil der histologischen/zytologischen Diagnostik liefert [19]. Zum Ausschluss von Fernmetastasen können eine Sonographie des Abdomens, ein MRT oder CT des Gehirns, Knochenszintigraphie, PET oder eine Knochenmarkpunktion durchgeführt werden [7]. Besonders wichtig ist eine präoperative Lungenfunktionsdiagnostik, von deren Ergebnis maßgeblich die Wahl der Therapie abhängt. Dazu werden Spirometrie, eine Erfassung der Diffusionskapazität und gegebenenfalls eine Spiroergometrie durchgeführt.

Die Therapie des Lungenkarzinoms ist äußerst komplex und kann individuell variieren. Sie hängt sowohl vom Stadium des Tumors, der Histologie als auch vom Rezeptorstatus ab und wird meist in interdisziplinärer Zusammenarbeit zwischen Onkologen, Pathologen, Thoraxchirurgen und Nuklearmedizinern erarbeitet. Im Folgenden wird eine stark vereinfachte Übersicht über die Therapierichtlinien dargelegt [9].

Kleinzelliges Lungenkarzinom

Das Kleinzellige Karzinom kann nur im Anfangsstadium operiert werden, aufgrund seiner hohen Teilungsrate sprechen aber 50–95 % auf eine Chemotherapie an [19]. Mittel der Wahl ist Cisplatin und Etoposid [9]. Anhand der Marburg-Klassifikation lassen sich verschiedene Therapieansätze unterscheiden (Tab. 3.1).

Tab. 3.1: Marburg-Klassifikation.

Very limited disease (5 %)	OP + Chemo + Radiatio + prophylaktische Schädelbestrahlung
Limited disease (20 %)	Chemo + Radiatio + prophylaktische Schädelbestrahlung
Extensive disease (75 %)	Palliativ (evtl. Chemo oder Radiatio bei Metastasen)

Nicht-Kleinzelliges Lungenkarzinom

Standardtherapie des NSCLC ist die primäre Operation mit mediastinaler Lymph-knotendissektion. 30 % der Patienten können kurativ operiert werden [19]. Operative Verfahren werden bis zum Stadium IIIA3 durchgeführt. Ab dem Stadium II wird eine Chemotherapie adjuvant empfohlen [9]. Bei funktioneller Inoperabilität kann alternativ eine Radiatio angewandt werden. Ab Stadium IIIA4 wird auf eine Operation verzichtet und mit einer kombinierten Chemo/Strahlentherapie behandelt.

Die jüngste Entwicklung zeigt eine Individualisierung der Therapie mit sogenannten Biologicals, wie dem monoklonalen Antikörper Bevacizumab (VEGF-Antikörper) oder den EGF-Rezeptor-Antikörpern Gefitinib und Cetuximab, die die Remissionsraten und das mediane progressivfreie Überleben verbessern können [20],[21],[22]. Sie sind somit bei Patienten mit aktivierender Mutation des EGF-Rezeptors der Chemotherapie als Erstlinientherapie überlegen. Crizotinib, ein Tyrosinkinaseinhibitor, konnte bei ALK-positiven NSCLC-Patienten das Überleben um fast 5 Monate verlängern. Gleichzeitig wurden Symptome reduziert und eine bessere Lebensqualität beobachtet [23].

Operative Therapie

Die operative Therapie ist in der Behandlung des Bronchialkarzinoms unerlässlich. Sie bietet als einziges Therapieverfahren Aussicht auf eine definitive Heilung. Je nach Befallsmuster werden bei der operativen Resektion Teile der Lunge (Lobektomie, Bilobektomie) oder der gesamte Lungenflügel (Pneumektomie) entfernt. Wird am Bronchus oder Gefäßbaum reseziert und unter Erhalt eines funktionstüchtigen Lungenanteils reanastomisiert, spricht man von einer Manschettenresektion. Gleichzeitig erfolgt eine radikale Lymphadenektomie. Eine histologische Begutachtung des Resektats ist obligat, da tumorinfiltrierte Schnittränder eine Nachresektion bedingen.

Die Operation wird heutzutage nach Möglichkeit unter endoskopischer Sicht durchgeführt, man spricht von der „Video-Assisted-Thoracic-Surgery" (VATS). Im Vergleich zum offenen Verfahren mittels Thorakotomie erholen sich die Patienten schneller und die Komplikationsrate ist wesentlich geringer [24]. Dies wird auf das geringere operative Trauma und kürzer Operationszeiten zurückgeführt.

Unter der operativen Therapie kann es zu verschiedenen Nebenwirkungen und Komplikationen im weiteren Verlauf kommen. Dazu zählt ein Pneumothorax, eine mögliche Nachblutung, Atelektasen, ein akutes Cor pulmonale, Pneumonie, eine Bronchusstumpfinsuffizienz, ein Chylothorax, Lungenembolie, Wundinfekte oder pleurokutane Fisteln [25].

Chemotherapie

In verschiedenen Stadien des Lungenkarzinoms wird eine adjuvante Chemotherapie empfohlen. Dazu kommen verschiedene Medikamente zum Einsatz, beispielhaft sei hier Cisplatin und Vinorelbin (Stadium II und III NSCLC) genannt. Die exakte Anwendung der Medikamente variiert, oft werden 4–6 Zyklen gegeben, wobei ein Zyklus sich über einen Monat ziehen kann.

Auch neoadjuvant, also präoperativ, kann eine Chemotherapie zum Downgrading einer Krebserkrankung eingesetzt werden, so z. B. im Stadium III beim NSCLC [26].

Bei inoperablen Tumoren in fortgeschrittenen Stadien ist die Chemotherapie als palliative Therapie bei entsprechendem Allgemeinzustand indiziert, hier wird z. B. eine Kombination aus Carboplatin und neueren Substanzen wie Docetaxel oder Paclitaxel verwendet [19]. Zu den klassischen Nebenwirkungen einer zytostatischen Therapie gehören Haarausfall, Übelkeit und Erbrechen, Durchfall, Schleimhautentzündungen, periphere Neuropathien, Paravasate und verschiedene Blutbildveränderungen wie eine Anämie. Zusätzlich haben verschiedene Zytostatika je nach Wirkmechanismus eigene unerwünschte Nebenwirkungen, so ist Cisplatin beispielsweise hoch nephrotoxisch [27].

3.1.4 Bewegungstherapeutische Interventionen in der Prähabilitation beim Bronchialkarzinom

Zieldefinition und Aufgabenfeld beim Bronchialkarzinom

2012 konnten Sun et al. [28] in einer groß angelegten Metaanalyse zeigen, dass moderate und intensive sportliche Aktivität das Auftreten von Lungenkrebs signifikant senken kann. Vermutet wird, dass dieser Effekt unter anderem auf eine reduzierte systemische Entzündungsaktivität zurückzuführen ist. Diese wird bewiesenermaßen durch Sport herabgesetzt [29], gleichzeitig besteht ein gesicherter Zusammenhang zwischen chronischer Inflammation und der Entstehung von Krebszellen [30]. Ein Beispiel ist das Rauchen, dass eine chronische Entzündung der Lungen im Sinne einer Bronchitis auslöst und das Krebsrisiko stark erhöht [31].

Auch parallel zur Therapie kann ein körperliches Training Symptome der Erkrankung mindern, Lebensqualität erhöhen und Komplikationen der Behandlung reduzieren [32]. Zuletzt profitieren Krebspatienten auch lange nach Behandlung von sportlichem Training. Noch Jahre nach Therapie leiden viele Patienten unter persistierenden Symptomen der Erkrankung, wie Fatigue oder Depression. Eine Studie aus dem Jahr 2011 zeigte, dass 57 % der Lungenkrebspatienten nach Therapie unter einer

Fatigue litten [33], die durch vermehrte Aktivität und Bewegung gemindert werden kann. Riesenberg et al. konnten in einer Studie mit 46 Patienten belegen, dass ein 28-tägiges Intervalltraining am Fahrradergometer sowohl Lungenfunktion, als auch QoL nach Therapie eines Bronchialkarzinoms signifikant verbessern konnte [34]. Zur Stärkung der Atemmuskulatur und Verbesserung der Sauerstoffversorgung wird Patienten nach Behandlung zudem ein Atemtraining angeboten. Dadurch lässt die Atemnot bei Belastung nach, gleichsam wird der Entstehung von Pneumonien vorgebeugt. Eine Metaanalyse aus dem Jahr 2013 zeigte, dass sich Lebensqualität und Lungenfunktion der Patienten durch Atemtraining verbessern lassen [35].

Zusätzlich kann auch ein Krafttraining der oberen Extremität und des Rumpfes den Genesungsprozess unterstützen. Arbane et al. [36] zeigten, dass nach Thorakotomie bei Lungenkrebs die Belastungsgrenze des Quadriceps um 8,3 kg absinkt. Ein 5-tägiges Training konnte diesem Abfall entgegenwirken und sogar eine Steigerung um 4 kg bewirken [37].

Prähabilitative Interventionen finden in der Behandlung von Bronchialkarzinompatienten zunehmend Berücksichtigung, da die prähabilitative Datenlage erstaunlicherweise aussagekräftiger ist, als die rehabilitative. Es können beim Bronchialkarzinom relevante Ziele verfolgt werden, die zum Teil schon gut belegt sind.

Die Prähabilitation kann somit beim Bronchialkarzinom die Zeit **vor der Operation**, **vor der Chemotherapie** und **vor der Bestrahlung** bezeichnen, um die Patienten aus physischer wie auch psychischer Sicht durch gezielte Trainingsinterventionen zu stabilisieren oder zu verbessern. Die neoadjuvanten Chemotherapie-Anwendungen beim Bronchialkarzinom spielen im prähabilitativen Kontext ebenfalls eine relevante Rolle, da bewegungstherapeutische Interventionen während der Chemotherapie die Patienten auf die OP vorbereiten können.

Somit können insgesamt folgenden Ziele beim Bronchialkarzinom formuliert werden:
– Verhinderung von Bewegungsmangelsymptomen (Atrophien, Adhäsionen etc.)
– Verhinderung von neoadjuvanter Chemotherapie und/oder Bestrahlung induzierten Nebenwirkungen, die das Bewegungsverhalten beeinflussen (Fatigue, Übelkeit, PNP etc.)
– Pneumonie-Prophylaxe
– Durchblutungsförderung der zu operierenden bzw. zu bestrahlenden Region
– Aktivierung von Wundheilungsmechanismen
– Reduzierung von Wundheilungsstörungen
– Verhinderung von Infektionen
– Psychische Stabilisierung
– Reduzierung der Krankenhaustage

3.1.5 Bewegungstherapeutische Prähabilitation beim Bronchialkarzinom

Folgend wird die aktuelle Studienlage zur Prähabilitation beim Bronchialkarzinom dargelegt (Tab. 3.2 und Tab. 3.3). In den hier dargestellten Studien werden dabei nur Untersuchungen abgebildet, die kontrollierte Designs berücksichtigt haben, und deren körperliche Intervention nach Krebsdiagnose und vor geplanter Resektion durchgeführt wurde. Alle Interventionen stellten multimodale Sportprogramme mit zwei bis maximal 5 parallellaufenden oder alternierenden Trainingsanwendungen dar. Zwei Studien [38],[39] erwähnten zusätzlich eine postoperative Physiotherapie, diese wurde aber im Sinne einer Routinebehandlung auch in der Kontrollgruppe angewendet. Atemtherapie war in sechs Studien [38],[39],[40],[41],[42],[43] Bestandteil der Intervention. Dazu zählte z. B. Inspiratorisches Muskeltraining mittels Spirometrie [39],[41] oder mit Hilfe verschiedener Übungsgeräte (Threshold Inspiratory Muscle Trainer, P-flex wave) [40],[42] als auch Koordination spezieller Atmungsprozesse wie abdominelles Atmen [39], Hustenübungen [38],[39],[41] oder das Erlernen einer langsamen Atemfrequenz [40]. Respiratorisches Training wurde in allen Programmen mindestens einmal täglich durchgeführt.

Laufen im Sinne eines kardiovaskulären Ausdauertrainings für die untere Extremität wurde in allen Studien angewandt. In den meisten Fällen wurde dazu auf einem Laufband trainiert [38],[40],[41],[42],[43],[44], lediglich Sekine et al. [39] und Lovin et al. [44] geben ein Training vor, das auch im Freien absolviert werden kann. Übungsdauer war meist zwischen 20 min [40] und 30 min [42], in zwei Fällen wurde die Intensität über die Zeit gesteigert [42],[43]. Drei Studien boten zusätzlich ein Training mit Fahrradergometer an [41],[43],[44], Ein Ausdauertraining für die obere Extremität wurde nur bei Benzo et al. [40] und Stefanelli et al. [43] durchgeführt. Dazu wurde ein Arm-Ergometer oder eine Nu-Step verwendet.

Ein Krafttraining fand bei Morano et al. [42] (basierend auf propriozeptiver neuromuskulärer Fazilation) und bei Benzo et al. [40] (Thera-Band Übungen) Anwendung.

In zwei Fällen wich auch die Behandlung der Kontrollgruppe geringfügig von der Standardtherapie ab. So gaben Morano et al. [42] Informationen über mögliche Atemübungen an die Patienten weiter, ohne diese jedoch durchzuführen. Sekine et al. [39] boten Patienten der Kontrollgruppe bei Bedarf eine physiotherapeutische Behandlung oder eine Spirometrie an.

Insgesamt wurde in fast allen Fällen ein zwar zeitlich hoch frequentiertes aber von der Intensität her moderates Training durchgeführt. Lediglich Stefanelli et al. [43] bezeichneten die Übungen als hoch intensiv. Das prähabilitative Übungsprogramm dauerte zwischen 5 Tagen [40] und maximal 4 Wochen [42].

Tab. 3.2: Übersicht Interventionen

Studie	Ausdauertraining untere Extremität	Ausdauertraining obere Extremität	Krafttraining	Atem-therapie
Benzo, 2011	x	x	x	x
Chesterfield-Thomas, 2016	x			x
Morano, 2013	x		x	x
Pehlivan, 2011	x			x
Sekine, 2005	x			x
Stefanelli, 2011	x	x		x
Lovin, 2011	x			

Krankenhausaufenthalt

3 von 5 Studien konnten eine signifikant kürzere Liegedauer der Interventionsgruppe feststellen. Morano et al. [42] beobachteten in der Prähabilitationsgruppe eine durchschnittliche Aufenthaltsdauer von 7,8 Tagen nach Operation, im Vergleich zu 12,2 Tagen in der Gruppe ohne präoperatives Training (P = 0,04). Eine ähnliche Tendenz präsentierten auch Pehlivan et al. [38] (5,4 vs. 9,66 Tage; P < 0,001) und Sekine et al. [39] (21,0 vs. 29,0 Tage; P = 0,0003). Bei Benzo et al. [40] war die Liegedauer der Interventionsgruppe um etwa 5 Tage kürzer, was eine fast signifikante Verkürzung darstellte (P = 0,058) Chesterfield-Thomas et al. [41] verzeichneten eine leicht kürzere Liegedauer von 8,7 Tagen gegenüber 10,3 Tagen (P = 0,26). Eine Metaanalyse der Studien ergab eine Verkürzung der Liegedauer durch Prähabilitation von 4,52 Tagen.

Postoperative Mortalität

Chesterfield-Thomas et al. [41] stellten eine signifikant geringere Mortalität in der Interventionsgruppe fest (0 vs. 11,1 %; P = 0,05) während sie sich in der Studie von Sekine et al. [39] und Lovin et al. [44] nicht unterschied. Zur Beurteilung des langfristigen Effekts von Training auf die Mortalität von Patienten sind jedoch weitere Studien nötig, die Patienten auch noch lange nach Operation weiter beobachten.

Postoperative Komplikationen

Benzo et al. [45] verzeichneten in der Interventionsgruppe eine um 4,5 Tage geringere durchschnittliche Zeit mit Thoraxdrainage (P = 0,04). Nur ein Patient in der Interventionsgruppe benötigte eine Thoraxdrainage länger als 7 Tage, in der Kontrollgruppe taten dies 5 (P = 0,03). Insgesamt war die Rate an Komplikationen aber nicht signifikant geringer (33 % vs. 63 %; P = 0,23). In der Studie von Chesterfield-Thomas et al. betrug die Komplikationsrate in der Interventionsgruppe 5,3 % gegenüber 37,5 % in der Kontrollgruppe (P < 0,015). Auch Morano et al. [42] verzeichneten ein knapp 60 % geringeres Auftreten von postoperativen Komplikationen in der Interventionsgruppe (P = 0,01), vor allem das Auftreten von Bronchospasmen (0 vs. 6; P = 0,002) und bronchopleuralen Fisteln (2 vs. 7; P = 0,009) unterschied sich deutlich. Ähnlich wie bei Benzo et al. [45] war auch die durchschnittliche Zeit mit Thoraxdrainage signifikant niedriger (4,5 vs. 7,4 Tage; P = 0,03). Bei Pehlivan et al. [38] lagen die Komplikationsrate in der Interventionsgruppe mit 3,3 % signifikant (P = 0,04) unter der der Kontrollgruppe mit 16,6 %. Sekine et al. [39] stellten keine signifikanten Unterschiede bezüglich postoperativer Komplikationen fest, dennoch konnten z. B. deutlich weniger Tracheostomien (4,3 vs. 23,3 %, P = 0,059) und Patienten mit langer Abhängigkeit von einer Sauerstoffzufuhr (43,5 % vs. 70 %; P = 0,069) beobachtet werden. Bei Lovin et al. [44] konnten keine Unterschiede zwischen beiden Gruppen verzeichnet werden.

Eine Metaanalyse von 3 Studien ergab eine Risikoreduktion für das Auftreten von postoperativen Komplikationen von 70 % durch Prähabilitation. Speziell die Anlagedauer einer Thoraxdrainage konnte durch prähabilitatives Training um etwa 3,33 Tage gesenkt werden. Das Risiko für das Auftreten von Pneumonien wurde um 60 % gesenkt, war jedoch in der Metaanalyse nicht signifikant (P = 0,10). Das Risiko für das Auftreten von Atelektasen wurde um 83 % gesenkt, war jedoch auch knapp nicht signifikant (P = 0,09).

Lungenfunktion

Innerhalb der Interventionsgruppe konnte das Training die Lungenfunktion vor der Operation in vielen Studien verbessern. Bei Chesterfield-Thomas et al. [41] verbesserte sich der Thoracoscore der Interventionsgruppe durch das Training von 6,4 % auf 1,7 % (P < 0,00009), wobei besonders Patienten mit ursprünglich hohem Thoracoscore profitierten. Gleichzeitig verbesserte sich der Dyspnoe-Grad von 3,9 auf 2,2 (P < 0,00001). Auch Morano et al. [42] beobachteten eine Verbesserung der Lungenfunktion in der Interventionsgruppe. FVC, FVC%, MIP und MEP stiegen nach dem Training signifikant an. Auch in der Interventionsgruppe bei Pehlivan et al. [38] verbesserten sich FVC, FEV_1, PO_2, DLCO und PCO_2 signifikant. Stefanelli et al. konnten innerhalb der Interventionsgruppe eine signifikante Verbesserung des Peak VO2 (P < 0,001) nach dem Training feststellen. In der Studie von Lovin et al. [44] verbesserte sich die Lungenfunktion der Interventionsgruppe leicht, jedoch nicht signifikant (FEV_1 +2,2 %; VO2max +6,6 %). Im postoperativen Vergleich zwischen Kontrollgruppe und Interventionsgruppe konnten Pehlivan et al. eine höhere Sauerstoffsättigung in der Interventionsgruppe feststellen (P = 0,008). Bei Sekine et al. [39] nahm die FEV_1 in der Kontrollgruppe durch die Operation signifikant mehr ab als in der Interventionsgruppe (P = 0,023). Stefanelli et al. [43] konnten einen im Vergleich zur Kontrollgruppe signifikant höheren Wert für peakVO2 in der Interventionsgruppe sowohl nach dem Training (P < 0,001) als auch nach der Operation (P < 0,01) feststellen.

Tab. 3.3: Ergebnisse.

Studie	Anzahl Teilnehmer je Gruppe	Signifikante Ergebnisse	Signifikanz/ p-Wert	Andere Ergebnisse	Schlussfolgerung der Autoren
Benzo, 2011 [40]	G1: n = 9 G2: n = 8 (zwei Patienten inoperabel)	G1 zu G2: Durchschnittliche Zeit mit Thoraxdrainage ↓ (p=0,04) Prolongierte Thoraxdrainage ↓ (p=0,03)	Typ 1 Error rate: 5 %	Krankenhausenthalt ↓ (P=0,058)	Verringerte Zeit mit Thoraxdrainage impliziert bessere Lungenexpansion durch IMT. Langsames Atmen verursacht ein Gefühl der Entspannung, und damit einen verminderten Sympathikotonus, und damit ein verbessertes postoperatives Outcome. Prähabilitation hat das Potenzial, das Outcome chirurgischer Interventionen zu verbessern. Multicenter-Studien benötigt.
Chester-field-Thomas, 2016 [41]	G1: n = 33 G2: n = 9	G1: Thoracoscore ↓ (P<0,00009), Dyspnoe Grad↓ (P<0,00001) G1 zu G2: Postoperative Mortalität ↓ (p=0,05) PPK ↓ (P<0,015)	Typ 1 Error rate: 5 %	Krankenhausenthalt ↓ (P=0,26)	Bei Lungenkrebspatienten mit Dyspnoe (>2) verbessert prähabilitatives Training signifikant den Dyspnoe Grad, das sportliche Leistungsvermögen und den Thoracoscore. Zudem vermindert es PPK, Krankenhausaufenthalt und Mortalität. Rolle von Zigarettenkarenz allein unklar. Weitere randomisierte Studien mit größerem Patientenkollektiv notwendig.
Morano, 2013 [42]	G1: n = 12 G2: n = 9	G1: FVC ↑ (P=0,02) FVC% ↑ (P<0,05), 6MWT ↑ (P<0,05), MIP ↑ (P=0,05), MEP ↑ P<0,05) G1 zu G2 nach OP: Krankenhausaufenthalt ↓ (P=0,04) PPK ↓(P=0,01) Zeit mit Thoraxdrainage ↓ (P=0,03)	Typ 1 Error rate: 5 %	Intention-to-treat Analyse inklusive 3 Dropout Patienten: PPK ↓	Benefit eines 4-wöchigen prähabilitativen Programms für Lungenkrebspatienten bezüglich präoperativer Lungenfunktion und postoperativer Morbidität. Weitere Studien sind notwendig.

Tab. 3.3: Fortsetzung.

Studie	Anzahl Teilnehmer je Gruppe	Signifikante Ergebnisse	Signifikanz / p-Wert	Andere Ergebnisse	Schlussfolgerung der Autoren
Pehlivan, 2011 [38]	G1: n = 30 G2: n = 30	G1: FVC, FEV1, PO2, DLCO ↑ PCO2 ↓ Laufparameter ↑ G1 zu G2 nach OP: Krankenhausaufenthalt ↓ (P < 0,001) S O2 ↑ (P = 0,008); PPK ↓ (P = 0,04)	Typ 1 Error rate: 5 %		Prähabilitation vor operativer Intervention optimiert den Gasaustausch, reduziert den Krankenhausaufenthalt, verbessert die kontralaterale Perfusion und ist daher für Lungenkrebspatienten empfehlenswert. Weitere Studien sind notwendig.
Sekine, 2005 [39]	k.A. (40 insgesamt)	Postoperativer Krankenhausaufenthalt ↓ (P = 0,0003); Geringere Abnahme FEV₁ (P = 0,023;	Typ 1 Error rate: 5 %	PPK tendenziell ↓	Prähabilitation verbessert das Lungenvolumen, reduziert PPK, und erhält ein gewisses Level an Lungenfunktion in Patienten mit COPD.
Stefanelli, 2013 [43]	G1: n = 22 G2: n = 60	G1 zu G2: Peak VO2 ↑ vor und nach OP (P < 0,0001; P > 0,05) G1: Peak VO2 post OP ↑ (P < 0,001), Borg↓	Typ 1 Error rate: 5 %		Prähabilitation verbessert die physische Performance und das postoperative Outcome von Patienten mit COPD und NSCLC. Weitere Studien bezüglich QoL, PPK und Mortalität notwendig.
Lovin, 2006 [44]	G1: 27 G2: 26	Signifikant niedrigere Lungenfunktion in G1 vor Operation	Typ 1 Error rate: 5 %	FEV₁↑ (2,2 %) VO2max↑ (6,6 %) in G1	Präoperative Rehabilitation hat einen positiven Effekt auf Patienten mit limitierter Lungenfunktion.

Andere Leistungsparameter

Durch prähabilitatives Training verbesserten sich multiple Trainingsparameter der Patienten der Studie von Pehlivan et al. [38]. Die Trainingsdauer konnte von 18,23 auf 39,66 Minuten (P < 0,001) und die Laufdistanz von 614 m auf 991 m (P < 0,001) gesteigert werden. Die Herzfrequenz bei Trainingsende betrug 4,5 Schläge/Minute mehr als zuvor (P = 0,04). Die Maximalgeschwindigkeit konnte um knapp 23 % gesteigert werden (P < 0,001). Die subjektive Anstrengung der Patienten nahm gemessen an der Borg-Skala um 0,3 Punkte ab (P = 0,3). Stefanelli et al. [43] konnten eine Reduktion des Borg-Wertes von 1,7 auf 0,9 feststellen (P < 0,05). Nach der Operation lag dieser in der Interventionsgruppe einen Punkt unter dem Durchschnittswert der Kontrollgruppe (2,0 vs. 3,1).

3.1.6 Fazit

Postoperative Komplikationen

Nach Analyse der aktuellen Studienlage zeigt sich, dass auch beim Lungenkarzinom präoperatives Atemtraining, ggf. in Kombination mit weiteren Bewegungsinterventionen, postoperative Komplikationen verhindern kann. Vier der integrierten Studien [38],[40],[41],[42] untersuchten diesen Effekt und stellten alle eine Abnahme der Komplikationen in der Interventionsgruppe fest. Bei drei Studien war dieser Unterschied zur Kontrollgruppe signifikant. Aufgrund fehlender absoluter Fallzahlen bei Chesterfield-Thomas et al. konnten nur drei Studien in eine eigene Metaanalyse integriert werden. Insgesamt zeigte sich eine Risikoreduktion für das Auftreten von postoperativen Komplikationen von 70 %. Diese Daten wurden bestätigt durch eine weitere Metaanalyse, die 6 Studien mit 432 Bronchialkarzinompatienten auswertet [46]. Diese kam zum Ergebnis, dass sich die Rate der postoperativen Komplikationen um 48 % (Hazard Ratio: 52 %) in der präoperativen Trainingsgruppe im Vergleich zur nicht-trainierenden Kontrollgruppe reduzierte.

Pneumonie

Auch das Pneumonierisiko wurde um 60 % gesenkt. Trotz dieser bemerkenswerten Zahlen muss gesagt werden, dass keine der 4 Studien, die das Auftreten von Pneumonien erfasste, für sich allein einen signifikanten Zusammenhang feststellen konnte. Auch die Metaanalyse konnte keine Signifikanz belegen. Vor dem Hintergrund der erhöhten Mortalität ist dieses Ergebnis jedoch relevant. Simonsen et al. stellten in einer Kohortenstudie mit 7.479 Patienten fest, dass das Auftreten einer postoperativen Pneumonie nach Resektion eines Lungenkarzinoms die 5-Jahres-Mortalität um etwa 10 % erhöhte [47]. Gleichsam stellte er fest, dass z. B. Übergewicht, welches durch konsequentes Training reduziert werden könnte, einer der größten Risikofaktoren für Pneumonien darstellte. Wie genau Bewegungstherapie dabei hilft, das Pneumonie-

risiko bei Krebspatienten zu senken, ist unklar. Diskutiert wird der Einfluss von körperlicher Aktivität auf die Toxizität von natürlichen Killerzellen [48],[49]. Eine vermehrte Ventilation könnte den Abtransport von pathogenen Keimen erleichtern und
so das Infektionsrisiko senken.

Thoraxdrainage

Ein weiterer Effekt des präoperativen Trainings war eine um 3,33 Tage kürzere Abhängigkeit von einer Thoraxdrainage. Morano et al. [42] und Benzo et al. [40] konnten
beide eine signifikant niedrigere Anzahl an Tagen mit Thoraxdrainage in der Interventionsgruppe feststellen. Auch Kim et al. [50] konnten in einer kontrollierten Studie
eine signifikant kürzere Dauer mit Thoraxdrainage bei Lungenkrebspatienten feststellen, denen lediglich motivierende Gespräche und individuelle Beratung inklusive
Zielsetzung und Feedback im Hinblick auf körperliches Training angeboten wurde.
Dies könnte ein Zeichen für eine bessere Reexpansion der Lunge durch präoperatives
Training vor allem im Sinne eines Atemtrainings sein.

Atelektasen

Auch das Risiko von Atelektasen wurde durch das präoperative Training um 83 % gemindert. In den Studien von Morano et al. [42] und Pehlivan et al. [38] wurden unter
den 42 Patienten der Interventionsgruppe kein Fall von Atelektasen festgestellt. Dem
gegenüber standen vier betroffen Patienten in den Kontrollgruppen (n = 39). Aufgrund der sehr geringen Zahl der Betroffenen in beiden Gruppen ist der Zusammenhang dennoch kritisch zu betrachten. Zudem konnte kein Signifikanzniveau erreicht
werden. Unterstützt wird die positive Tendenz von Studien, die sich mit dem möglichen protektiven Charakter von präoperativem Atemtraining bei Bypass-Patienten
befassen. Teilweise konnte das Auftreten von Atelektasen hier um bis zu 50 % gesenkt
werden [46],[51],[52],[53].

Krankenhaustage

Insgesamt kann ein sehr deutlicher Effekt in Anbetracht der Liegedauer im Krankenhaus festgestellt werden. In allen 5 Studien [38],[39],[40],[41],[42], die diesen Parameter erfassten, konnte das Training die Liegezeit verkürzen, 3 Studien konnten
einen signifikanten Unterschied zur Kontrollgruppe feststellen [38],[39],[42]. Die
durchschnittliche Zeit, die Patienten durch Prähabilitation weniger im Krankenhaus
verbrachten, betrug 4,52 Tage. Damit bestätigt sich die zuvor beschriebene Studie
von Hulzebos et al., der einen ähnlichen Effekt bei Bypass-Patienten feststellte [54].
Auch hier sind die Zahlen jedoch kritisch zu bewerten. Vor allem in der Studie von
Sekine et al. [39] aus Japan, in der ein historisches Patientenkollektiv als Kontrollgruppe verwendet wurde, bei dem noch ein anderes Krankenversicherungssystem
verwendet wurde, kann eine Verzerrung nicht ausgeschlossen werden. Insgesamt ist

die Tendenz jedoch klar auszumachen: prähabilitatives Training kann die Liegezeit von Patienten verkürzen. Dies bestätigt eine Metaanalyse, in der die Krankenhaustage von 432 Bronchialkarzinompatienten ausgewertet wurden [46]. Die prähabilitative Interventionsgruppe verbrachte im Schnitt 2,86 Tage weniger im Krankenhaus, im Vergleich zur nicht-trainierenden Kontrollgruppe. Gleichsam können so Kosten eingespart und eine rehabilitative Nachbehandlung früher begonnen werden.

Lungenfunktion

In Bezug auf die Lungenfunktion ist eine Bewertung sehr schwierig. In vielen Studien waren Funktionswerte zwischen der Kontroll- und der Interventionsgruppe bereits vor Beginn der Prähabilitation so unterschiedlich, dass ein postoperativer Vergleich kaum möglich war. Innerhalb der Studien ist ein Vergleich ebenso schwierig, da der Fokus häufig auf unterschiedlichen Funktionsparametern lag und die Patientenkollektive sich ebenfalls in ihrer basalen Funktion stark unterschieden. Zudem wurde in vielen Studien eher die Entwicklung innerhalb der Interventionsgruppe beobachtet, Vergleiche zur Kontrollgruppe wurden weniger gezogen.

Eine verbesserte Lungenfunktion vor Operation ist jedoch klar mit Vorteilen für den Patienten assoziiert. Gesteigerte kardiopulmonale Funktionalität sorgt für verbesserten Sauerstofftransport. Sauerstoffdefizite sind einer der Hauptgründe für perioperative Komplikationen, inklusive Organversagen und Tod. Körperliches Training kann als natürlicher Kompensationsmechanismus diesem Prozess entgegenwirken [55]. Eine Steigerung der Lungenfunktion könnte somit die beobachtete Minderung der postoperativen Komplikationen erklären. Loewen et al [56] beobachteten in einer 2007 veröffentlichten Studie 346 Patienten vor und nach Operation bei Lungenkrebs. Es zeigte sich, dass ein Peak VO2 von < 15 ml/min/kg mit signifikant mehr Komplikationen und schlechterem Outcome verbunden war. Single-Group-Studien zeigen, dass mittels präoperativen Trainings dieser Wert gesteigert werden kann. Bridevaux et al. [57] stellten eine Erhöhung des Peak VO2 durch ein 3-wöchiges Training von 2,3 ml/kg/min fest. Jones et al. [58] beobachteten durch moderates Ausdauertraining eine Erhöhung um 2,4 ml/kg/min. Auch Bobbio et al. [59] konnten durch ein 4-wöchiges intensives Kraft-, Ausdauer- und Atemtraining die maximale Sauerstoffaufnahme von Lungenkrebspatienten signifikant steigern. Stefanelli et al. [43] konnten in der Interventionsgruppe nach Prähabilitation einen signifikant höheren Peak VO2 feststellen als in der Kontrollgruppe. Dieser Unterschied war auch nach Operation noch zu beobachten.

Vor allem bei Patienten, die primär schlechte Funktionsparameter besitzen und evtl. sogar als inoperabel gelten, kann prähabilitatives Training folglich evtl. das Outcome verbessern und eine funktionell operable Situation schaffen. Dabei kann auch eine Erhöhung des FEV_1 zielführend sein. Ein hoher FEV_1-Wert senkt das Risiko für postoperative Komplikationen, wie Bobbio et al. zeigen konnten [60] Zudem bestimmt der FEV_1-Wert laut aktuellen Leitlinien [9] die Operabilität eines Lungenkarzinoms und ist ein bedeutender Prognosefaktor in Hinblick auf postoperative Mortalität [61]. Auch hier gibt es bereits Single-Group-Studien, die eine mögliche Erhöhung durch Prähabilitation darlegen. Divisi et al. [62] konnten durch ein 4-wöchiges tägliches Atem- und Ausdauertraining den FEV_1-Wert bei 27 Patienten von 1,14 L auf 1,65 L steigern. Bedenkt man den in den Leitlinien empfohlenen Mindestwert von 1,5 L für die Durchführung einer Lobektomie, könnten so in vielen Fällen funktionell primär inoperable Patienten dennoch operiert werden. In den integrierten Studien konnte dieser Effekt nur unzureichend nachgewiesen werden. Lediglich Pehlivan et al. [38] stellten eine signifikante Erhöhung des FEV_1-Wertes innerhalb der Interventionsgruppe fest.

Zusammenfassend kann gesagt werden, dass Prähabilitation in Bezug auf die Lungenfunktion fördernde Effekte zeigt, die jedoch in kontrollierten Studien mit homogenerem Patientenkollektiven untersucht werden müssen.

Psychische und psychosoziale Parameter

Keine Studie erfasste die möglichen Auswirkungen auf psychosoziale Aspekte wie QoL, Fatigue oder das Auftreten von Depressionen. Bekannt ist, dass Patienten mit psychischen Erkrankungen, wie einer Depression, von Bewegung profitieren. Symptome einer Depression, wie Müdigkeit, Antriebs- oder Hoffnungslosigkeit lassen sich signifikant durch sportliche Betätigung lindern [63] und dadurch die Lebensqualität trotz Erkrankung verbessern [64]. Gleichsam ist bekannt, dass die allgemeine QoL bei Krebspatienten zwischen Diagnose und Therapie der Erkrankung deutlich vermindert ist [65]. In fortgeschrittenen Stadien leiden laut Iyer et al. mehr als 90 % der Patienten unter Appetitverlust, Fatigue und Atemnot [66]. Dies waren gleichsam signifikante Prognosefaktoren für eine verminderte gesundheitsbezogene Lebensqualität. Aufgrund der späten Diagnose und der damit verbundenen äußerst schlechten Prognose sind Lungenkrebspatienten besonders belastet. Zabora et al. [67] verglichen in einer Studie das Stresslevel unter Patienten mit 14 verschiedenen Krebsentitäten und stellte das höchste Stresslevel unter Lungenkrebspatienten fest. Etwa jeder dritte Patient mit Lungenkrebs leidet vor Therapie unter einer Depression [68]. Kontrollierte Studien zum psychosozialen Effekt durch prähabilitative Bewegungstherapie bei Lungenkrebs fehlen. Peddle et al. [69] konnten in einer Fall-Studie mit 9 Patienten keine signifikante Steigerung der QoL durch präoperatives Training feststellen, verwies jedoch auch auf die Notwendigkeit einer randomisierten kontrollierten Studie, um einen möglichen Zusammenhang darlegen zu können.

Es zeigt sich, dass es gute Beleg dafür gibt, dass bewegungstherapeutische Prähabilitation post-operative Komplikationen bei einem Bronchialkarzinom senkt, die Liegedauer im Krankenhaus verkürzt und die Lungenfunktion der Patienten vor Operation verbessern kann. In wie weit sich das langfristig auf die Mortalität auswirkt, konnte bislang noch nicht eruiert werden. Als Training bietet sich eine Kombination aus Kraft-, Ausdauer- und Atemtraining an, das bevorzugt ambulant als Gruppentraining durchzuführen ist. Vor allem Patienten mit eingeschränkter Lungenfunktion profitierten von Prähabilitation. Auch hier sind jedoch weitere Studien notwendig, um die Wirkung der einzelnen Trainingsarten für sich zu beurteilen sowie die beobachteten Effekte mit größeren Patientenkollektiven zu bestätigen. Insbesondere der Mangel an hochwertigen randomisierten Studien im Bereich der Prähabilitation schränkt klare Aussagen zur Wirksamkeit ein.

Literatur

[1] Didkowska J, Wojciechowska U, Mańczuk M, Łobaszewski J. Lung cancer epidemiology: contemporary and future challenges worldwide. Annals of Translational Medicine. 2016;4(8).
[2] Peters SAE, Huxley RR, Woodward M. Do smoking habits differ between women and men in contemporary Western populations? Evidence from half a million people in the UK Biobank study. BMJ Open. 2014;4(12).
[3] Krebs in Deutschland 2011/2012. 10. Ausgabe. Robert Koch-Institut (Hrsg) und die Gesellschaft der epidemiologischen Krebsregister in Deutschland e. V. (Hrsg). Berlin, 2015.
[4] Malvezzi M, Bertuccio P, Rosso T, et al. European cancer mortality predictions for the year 2015: does lung cancer have the highest death rate in EU women? Ann Oncol. 2015;26(4):779-86.
[5] Ouellette D, Desbiens G, Emond C, Beauchamp G. Lung cancer in women compared with men: stage, treatment, and survival. The Annals of thoracic surgery. 1998;66(4):1140-3; discussion 3-4.
[6] Patel JD, Bach PB, Kris MG. Lung cancer in US women: a contemporary epidemic. Jama. 2004;291(14):1763-8.
[7] Herold G. Innere Medizin: Eine vorlesungsorientierte Darstellung; unter Berücksichtigung des Gegenstandskataloges für die Ärztliche Prüfung; mit ICD 10-Schlüssel im Text und Stichwortverzeichnis. Köln, Herold, 399-407.
[8] Zhou W, Heist RS, Liu G, et al. Smoking cessation before diagnosis and survival in early stage non-small cell lung cancer patients. Lung cancer. 2006;53(3):375-80.
[9] Goeckenjan G, Sitter H, Thomas M, et al. [Prevention, diagnosis, therapy, and follow-up of lung cancer. Interdisciplinary guideline of the German Respiratory Society and the German Cancer Society--abridged version]. Pneumologie (Stuttgart, Germany). 2011;65(8):e51-75.
[10] Doll R, Hill AB. Smoking and Carcinoma of the Lung. British Medical Journal. 1950;2(4682):739-48.
[11] Tobacco smoke and involuntary smoking. IARC monographs on the evaluation of carcinogenic risks to humans. 2004;83:1-1438.
[12] Shopland DR. Tobacco use and its contribution to early cancer mortality with a special emphasis on cigarette smoking. Environmental health perspectives. 1995;103(8):131-42.
[13] Brownson RC, Alavanja MC, Hock ET, Loy TS. Passive smoking and lung cancer in nonsmoking women. American journal of public health. 1992;82(11):1525-30.
[14] Hackshaw AK, Law MR, Wald NJ. The accumulated evidence on lung cancer and environmental tobacco smoke. BMJ (Clinical research ed). 1997;315(7114):980-8.
[15] Becker K. Health Effects of High Radon Environments in Central Europe: Another Test for the LNT Hypothesis? Nonlinearity in Biology, Toxicology, Medicine. 2003;1(1):3-35.

[16] Doll R. Mortality from lung cancer in asbestos workers. British journal of industrial medicine. 1955;12(2):81-6.

[17] Nielsen LS, Baelum J, Rasmussen J, et al. Occupational asbestos exposure and lung cancer--a systematic review of the literature. Archives of environmental & occupational health. 2014;69(4):191-206.

[18] Swensen SJ, Viggiano RW, Midthun DE, et al. Lung nodule enhancement at CT: multicenter study. Radiology. 2000;214(1):73-80.

[19] Kurt Possinger ACR. Hämatologie Onkologie, 2015.

[20] Mok TS, Wu YL, Thongprasert S, et al. Gefitinib or carboplatin-paclitaxel in pulmonary adenocarcinoma. N Engl J Med. 2009;361(10):947-57.

[21] Pirker R, Pereira JR, Szczesna A, et al. Cetuximab plus chemotherapy in patients with advanced non-small-cell lung cancer (FLEX): an open-label randomised phase III trial. Lancet. 2009;373(9674):1525-31.

[22] Reck M, von Pawel J, Zatloukal P, et al. Phase III trial of cisplatin plus gemcitabine with either placebo or bevacizumab as first-line therapy for nonsquamous non-small-cell lung cancer: AVAiL. J Clin Oncol. 2009;27(8):1227-34.

[23] Shaw AT, Kim D-W, Nakagawa K, et al. Crizotinib versus Chemotherapy in Advanced ALK-Positive Lung Cancer. New England Journal of Medicine. 2013;368(25):2385-94.

[24] Flores RM, Park BJ, Dycoco J, et al. Lobectomy by video-assisted thoracic surgery (VATS) versus thoracotomy for lung cancer. The Journal of thoracic and cardiovascular surgery. 2009;138(1):11-8.

[25] Sengupta S. Post-operative pulmonary complications after thoracotomy. Indian Journal of Anaesthesia. 2015;59(9):618-26.

[26] Rosell R, Gomez-Codina J, Camps C, et al. A randomized trial comparing preoperative chemotherapy plus surgery with surgery alone in patients with non-small-cell lung cancer. N Engl J Med. 1994;330(3):153-8.

[27] Filipski KK, Mathijssen RH, Mikkelsen TS, Schinkel AH, Sparreboom A. Contribution of organic cation transporter 2 (OCT 2) to cisplatin-induced nephrotoxicity. Clinical pharmacology and therapeutics. 2009;86(4):396-402.

[28] Sun JY, Shi L, Gao XD, Xu SF. Physical activity and risk of lung cancer: a meta-analysis of prospective cohort studies. Asian Pacific journal of cancer prevention : APJCP. 2012;13(7):3143-7.

[29] Kasapis C, Thompson PD. The effects of physical activity on serum C-reactive protein and inflammatory markers: a systematic review. Journal of the American College of Cardiology. 2005;45(10):1563-9.

[30] O'Byrne KJ, Dalgleish AG. Chronic immune activation and inflammation as the cause of malignancy. British Journal of Cancer. 2001;85(4):473-83.

[31] Mayne ST, Buenconsejo J, Janerich DT. Previous lung disease and risk of lung cancer among men and women nonsmokers. American journal of epidemiology. 1999;149(1):13-20.

[32] Bade BC, Thomas DD, Scott JB, Silvestri GA. Increasing physical activity and exercise in lung cancer: reviewing safety, benefits, and application. Journal of thoracic oncology : official publication of the International Association for the Study of Lung Cancer. 2015;10(6):861-71.

[33] Hung R, Krebs P, Coups EJ, et al. Fatigue and functional impairment in early-stage non-small cell lung cancer survivors. Journal of pain and symptom management. 2011;41(2):426-35.

[34] Riesenberg H, Lübbe AS. Prädiktoren und Outcome stationärer Rehabilitation bei Patienten mit Bronchialkarzinom. TumorDiagn u Ther. 2007;28(06):279-84.

[35] Liu W, Pan YL, Gao CX, et al. Breathing exercises improve post-operative pulmonary function and quality of life in patients with lung cancer: A meta-analysis. Exp Ther Med. 2013;5(4):1194-1200. Epub 2013 Jan 25.

[36] Arbane G, Jackson D, Tropman D, Garrod R. An early exercise intervention prevents quadriceps weakness after thoracotomy for non-small cell lung cancer: Randomised controlled trial. Thorax Conference: British Thoracic Society, BTS Winter Meeting 2009 London United Kingdom Conference Start: 2009.12.02 Conference End: 2009.12.04 Conference Publication: (varpagings) [Internet]. 2009;64:A20-a1 pp.

[37] Arbane G, Tropman D, Jackson D, Garrod R. Evaluation of an early exercise intervention after thoracotomy for non-small cell lung cancer (NSCLC), effects on quality of life, muscle strength and exercise tolerance: randomised controlled trial. Lung cancer (Amsterdam, Netherlands). 2011;71(2):229-34.

[38] Pehlivan E, Turna A, Gurses A, Gurses HN. The effects of preoperative short-term intense physical therapy in lung cancer patients: a randomized controlled trial. Ann Thorac Cardiovasc Surg. 2011;17(5):461-8.

[39] Sekine Y, Chiyo M, Iwata T, et al. Perioperative rehabilitation and physiotherapy for lung cancer patients with chronic obstructive pulmonary disease. Jpn J Thorac Cardiovasc Surg. 2005;53(5):237-43.

[40] Benzo R, Wigle D, Novotny P, et al. Preoperative pulmonary rehabilitation before lung cancer resection: results from two randomized studies. Lung cancer (Amsterdam, Netherlands). 2011;74(3):441-5.

[41] Chesterfield-Thomas G, Goldsmith I. Impact of preoperative pulmonary rehabilitation on the Thoracoscore of patients undergoing lung resection. Interact Cardiovasc Thorac Surg. 2016;23(5):729-732. Epub 2016 Jul 17.

[42] Morano MT, Araujo AS, Nascimento FB, et al. Preoperative pulmonary rehabilitation versus chest physical therapy in patients undergoing lung cancer resection: a pilot randomized controlled trial. Arch Phys Med Rehabil. 2013;94(1):53-8.

[43] Stefanelli F, Meoli I, Cobuccio R, et al. High-intensity training and cardiopulmonary exercise testing in patients with chronic obstructive pulmonary disease and non-small-cell lung cancer undergoing lobectomy. Eur J Cardiothorac Surg. 2013;44(4):e260-5.

[44] Lovin S, Bouille S, Orliaguet O, Veale D. [Preoperative rehabilitation in the surgical treatment of lung cancer]. Pneumologia. 2006;55(3):109-12.

[45] Benzo R, Wetzstein M, Novotny P, et al. Randomized study of pulmonary rehabilitation before lung cancer resection in severe COPD. American journal of respiratory and critical care medicine [Internet]. 2011;183(1 MeetingAbstracts).

[46] Yánez-Brage I, Pita-Fernández S, Juffé-Stein A, et al. Respiratory physiotherapy and incidence of pulmonary complications in off-pump coronary artery bypass graft surgery: an observational follow-up study. BMC Pulmonary Medicine. 2009;9:36.

[47] Simonsen DF, Sogaard M, Bozi I, Horsburgh CR, Thomsen RW. Risk factors for postoperative pneumonia after lung cancer surgery and impact of pneumonia on survival. Respiratory medicine. 2015;109(10):1340-6.

[48] Pedersen BK, Ullum H. NK cell response to physical activity: possible mechanisms of action. Med Sci Sports Exerc. 1994;26(2):140-6.

[49] Wang JS, Chung Y, Chow SE. Exercise affects platelet-impeded antitumor cytotoxicity of natural killer cell. Med Sci Sports Exerc. 2009;41(1):115-22.

[50] Kim I, Lee H. [Effects of a progressive walking program on physical activity, exercise tolerance, recovery, and post-operative complications in patients with a lung resection]. J Korean Acad Nurs. 2014;44(4):381-90.

[51] Westerdahl E, Lindmark B, Almgren SO, Tenling A. Chest physiotherapy after coronary artery bypass graft surgery--a comparison of three different deep breathing techniques. Journal of rehabilitation medicine. 2001;33(2):79-84.

[52] Westerdahl E, Lindmark B, Eriksson T, et al. Deep-breathing exercises reduce atelectasis and improve pulmonary function after coronary artery bypass surgery. Chest. 2005;128(5):3482-8.
[53] Westerdahl E, Lindmark B, Eriksson T, Hedenstierna G, Tenling A. The immediate effects of deep breathing exercises on atelectasis and oxygenation after cardiac surgery. Scand Cardiovasc J. 2003;37(6):363-7.
[54] Hulzebos EH, Helders PJ, Favie NJ, et al. Preoperative intensive inspiratory muscle training to prevent postoperative pulmonary complications in high-risk patients undergoing CABG surgery: a randomized clinical trial. Jama. 2006;296(15):1851-7.
[55] Shoemaker WC, Appel PL, Kram HB. Role of oxygen debt in the development of organ failure sepsis, and death in high-risk surgical patients. Chest. 1992;102(1):208-15.
[56] Loewen GM, Watson D, Kohman L, et al. Preoperative exercise VO2 measurement for lung resection candidates: results of Cancer and Leukemia Group B Protocol 9238. J Thorac Oncol. 2007;2(7):619-25.
[57] Bridevaux PO, Tschopp JM, Bhatia C, et al. Effect of pre-operative short-term rehabilitation on peak VO2 in patients with NSCLC. European respiratory journal [Internet]. 2012;40.
[58] Jones LW, Peddle CJ, Eves ND, et al. Effects of presurgical exercise training on cardiorespiratory fitness among patients undergoing thoracic surgery for malignant lung lesions. Cancer. 2007;110(3):590-8.
[59] Bobbio A, Chetta A, Ampollini L, et al. Preoperative pulmonary rehabilitation in patients undergoing lung resection for non-small cell lung cancer. European journal of cardio-thoracic surgery : official journal of the European Association for Cardio-thoracic Surgery. 2008;33(1):95-8.
[60] Bobbio A, Chetta A, Internullo E, et al. Exercise capacity assessment in patients undergoing lung resection. European journal of cardio-thoracic surgery : official journal of the European Association for Cardio-thoracic Surgery. 2009;35(3):419-22.
[61] Lee JH, Song EM, Sim YS, Ryu YJ, Chang JH. Forced expiratory volume in one second as a prognostic factor in advanced non-small cell lung cancer. J Thorac Oncol. 2011;6(2):305-9.
[62] Divisi D, Di Francesco C, Di Leonardo G, Crisci R. Preoperative pulmonary rehabilitation in patients with lung cancer and chronic obstructive pulmonary disease. European journal of cardio-thoracic surgery : official journal of the European Association for Cardio-thoracic Surgery. 2013;43(2):293-6.
[63] Daley A. Exercise and depression: a review of reviews. Journal of clinical psychology in medical settings. 2008;15(2):140-7.
[64] Schuch FB, Vancampfort D, Rosenbaum S, et al. Exercise improves physical and psychological quality of life in people with depression: A meta-analysis including the evaluation of control group response. Psychiatry research. 2016;241:47-54.
[65] Visser MR, van Lanschot JJ, van der Velden J, et al. Quality of life in newly diagnosed cancer patients waiting for surgery is seriously impaired. Journal of surgical oncology. 2006;93(7):571-7.
[66] Iyer S, Taylor-Stokes G, Roughley A. Symptom burden and quality of life in advanced non-small cell lung cancer patients in France and Germany. Lung cancer (Amsterdam, Netherlands). 2013;81(2):288-93.
[67] Zabora J, BrintzenhofeSzoc K, Curbow B, Hooker C, Piantadosi S. The prevalence of psychological distress by cancer site. Psycho-oncology. 2001;10(1):19-28.
[68] Hopwood P, Stephens RJ. Depression in patients with lung cancer: prevalence and risk factors derived from quality-of-life data. Journal of clinical oncology : official journal of the American Society of Clinical Oncology. 2000;18(4):893-903.
[69] Peddle CJ, Jones LW, Eves ND, et al. Effects of presurgical exercise training on quality of life in patients undergoing lung resection for suspected malignancy: a pilot study. Cancer Nurs. 2009;32(2):158-65.

3.2 Urologische Karzinome: Prostatakarzinom

Julia Neudecker, Freerk T. Baumann

3.2.1 Epidemiologie

Das Prostatakarzinom ist eine in der Prostata entstehende maligne Neoplasie (Karzinom). Die Diagnose ist bei Männern mit 25,3 % aller neuauftretenden Tumorerkrankungen in Deutschland die am häufigsten prognostizierte Krebsentität. Während über lange Zeit die Inzidenzrate stetig zunahm, konnte seit 2010 eine leichte Abnahme konstatiert werden. Seit 2012 treten jährlich rund 63.700 Neuerkrankungen auf, die in den nächsten Jahren prognostisch wieder ansteigen werden. Die altersstandardisierte Erkrankungsrate ist seit 2008 leicht rückläufig. Im internationalen Vergleich wird Deutschland als ein Land mit einer geringen Inzidenz angesehen. Das mittlere Erkrankungsalter liegt derzeit bei 71 Jahren und steigt mit zunehmendem Alter an [1]. Das Prostatakarzinom ist in Deutschland die dritthäufigste Krebstodesursache. Die altersstandardisierte Sterberate hat sich gegenüber der Erkrankungsrate bis 2007 kontinuierlich verringert und verläuft seitdem konstant. Die relative 5-Jahres-Überlebensrate liegt bei 93 %, die relative 10-Jahres-Überlebensrate sogar bei 91 %, was auf bessere Früherkennungsmethoden und medizinische Therapieoptionen zurückzuführen ist. Somit werden 75 % der Karzinome im frühen T 1 oder T 2 Stadium erkannt. Allerdings treten durch Rezidive auch noch nach längerem Krankheitsverlauf Sterbefälle auf [1].

3.2.2 Ätiologie

Die Ätiologie des Prostatakarzinoms und die den Verlauf beeinflussenden Faktoren sind derzeit noch nicht vollständig geklärt. Das Alter ist ein wichtiger Risikofaktor. Unabhängig davon besteht ein eindeutig belegter Zusammenhang zwischen der quantitativen Menge des männlichen Geschlechtshormons Testosteron und der Entstehung eines Prostatakarzinoms. Ebenfalls ausreichend belegt sind familiäre Häufungen, wodurch auf eine genetische Prädisposition geschlossen werden kann. Darüber hinaus ist bekannt, dass die Wahrscheinlichkeit an einem Prostatakarzinom zu erkranken ethnisch unterschiedlich ist. So tritt die Erkrankung bei Männern mit schwarzafrikanischem Ursprung im Vergleich zu Europäern, weißen Nordamerikanern und Asiaten häufiger auf [1]. Über den Einfluss des Lebensstils und der Umwelt, die für eine Karzinomentstehung bedeutend sein könnten, gibt es bislang kaum gesicherte Erkenntnisse. Es wird vermutet, dass Ernährung, Übergewicht, Bewegungsmangel und Rauchen einen Einfluss haben könnten und einer großen Präventionsstudie zu Folge Vitamin E als Nahrungsergänzungsmittel das Risiko erhöht [1].

3.2.3 Diagnostik und Therapie

Als exokrine Drüse unterhalb der Harnblase zählt die Prostata zu den akzessorischen Geschlechtsdrüsen, die einen Teil der Samenflüssigkeit (Prostatasekret) produziert. Entsteht eine maligne Neoplasie sind je nach Tumorstadium unterschiedliche Gewebe davon betroffen. Lokal begrenzte Tumoren beziehen sich nur auf die Vorsteherdrüse. Lokal fortgeschrittene Karzinome haben das Bindegewebe der Prostata durchbrochen und breiten sich in naheliegenden Organen aus. Ein metastasiertes Prostatakarzinom besteht, wenn sich Krebsgewebe in Lymphknoten nachweisen lässt oder entfernte Organe befallen sind [2].

Die medizinischen Therapieoptionen sind abhängig vom Tumorstadium, vom Differenzierungsgrad des Tumors, vom Alter und vom allgemeinen Gesundheitszustand des Patienten [3]. Im frühen Stadium eines lokalen Tumors kann ein aktives Überwachen (*Active Surveillance*) mit kontrolliertem Abwarten (*Watchful Waiting*) sinnvoll sein. Diese Therapieoption besteht vor allem bei Patienten mit einer prognostischen Lebenserwartung von unter 10 Jahren [4].

Die häufigste primäre Behandlungsform ist die Prostatektomie zur radikalen Tumorexspiration. Sie kommt bei Patienten unter 65 Jahren mit einer Lebenserwartung von über 10 Jahren zur Anwendung [5]. Dabei wird die Prostata, die anhängende Samenblase sowie ein Teil der Samenleiter operativ entfernt. Ziel ist es einen tumorfreien Resektionsgrad zu erreichen sowie Harnkontinenz und Erektionsfunktion zu erhalten [4]. Treten therapiebedingte Nebenwirkungen und Folgeerscheinungen auf, können diese gravierend und nachhaltig sein. Weitet sich der Blasenhals, werden die inneren Schließmuskeln geschwächt und die äußeren Schließmuskeln sowie der Beckenboden überlastet. Dadurch kann es zu Harninkontinenz und Blasenentleerungsstörungen kommen. Bei nervenschonender Operation mit bilateralem Erhalt der Gefäßnervenbündel sind durchschnittlich 50 % der Patienten von einer postoperativen Erektionsstörung betroffen. Eine Wiederherstellung der Erektionsfähigkeit kann bis zu 2 Jahre andauern [5],[6].

Bei älteren Patienten über 70 Jahren oder bei einem schlechten allgemeinen Gesundheitszustand wird häufig eine perkutane oder interstitielle Strahlentherapie vorgenommen. Die Bestrahlung stellt eine schonende Behandlungsoption bei lokalem Prostatakarzinom von Risikogruppen dar, die ebenfalls bei einer nicht vollständigen Resektion des Krebsgewebes angewendet wird. Für eine höhere Überlebenswahrscheinlichkeit bei einem Tumor im lokal begrenzten Stadium des höheren Risikoprofils, im lokal fortgeschrittenen Stadium oder bei einem metastasierten Karzinom wird diese Therapieform mit einer (neo-) adjuvanten Hormontherapie kombiniert [3],[4],[5]. Analog zu der Prostatektomie kann die Strahlentherapie eine Harninkontinenz, Blasenentleerungsstörung und sexuelle Dysfunktion provozieren. Ist das umliegende Gewebe von den Strahlen betroffen, können zusätzlich Darmprobleme entstehen. Viele Patienten erleben diese Nebenwirkungen erst viele Monate nach der Rehabilitation [5],[6].

Als systemische Therapie wird die Hormonbehandlung am häufigsten bei einem rezidivierenden bzw. bei einem metastasierten Tumor angewendet. Durch eine Androgendeprivationstherapie wird entweder medikamentös und/oder durch eine operative Orchiektomie die Testosteronkonzentration im Serum gesenkt. Die testosteronabhängige Proliferation des Prostatagewebes wird gehemmt und das Tumorwachstum bzw. eine Metastasierung eingeschränkt [6]. Als therapiebedingte Nebenwirkungen können sexuelle Dysfunktionen, vasomotorische Symptome und Anämie auftreten. Der Testosteronentzug führt zu einer reduzierten Muskelmasse und Muskelkraft, einem erhöhten Fettanteil sowie zu einer reduzierten Knochendichte. Als weitere Spätfolgen können sich das metabolische Syndrom, Diabetes mellitus, kardiovaskuläre Erkrankungen und Osteoporose evolvieren [5],[6].

Als weitere Therapiealternativen gelten die Chemotherapie und die Immuntherapie (Antikörpertherapie). Bei der Chemotherapie ist das Karzinom androgenunabhängig geworden und hat bereits Metastasen gebildet. Zytostatika verhindern oder verzögern die Teilung von Zellen jeglicher Art. Demnach entstehen durch die Zerstörung zugleich gutartiger Zellen gravierendere Nebenwirkungen als bei der Hormontherapie [7].

Neben den physischen Konsequenzen entstehen verstärkt durch die therapiebedingten Nebenwirkungen zahlreiche psychische, soziale und ökonomische Probleme [8]. Am häufigsten treten Ängste, Depressionen und Schlafstörungen auf. Ein reduziertes Selbstwertgefühl durch die Veränderungen des Körperbildes und der Sexualfunktion können die soziale Rollenfunktion beeinflussen sowie Beziehungsprobleme zur Folge haben. Motivationale und kognitive Einschränkungen führen zu einer reduzierten Teilnahme an Freizeitaktivitäten, am Familienleben und einer reduzierten Erwerbsfähigkeit. Insgesamt wirken sich diese Begleiterscheinungen negativ auf die Lebensqualität der Betroffenen aus und schränken ihr Aktivitätsniveau erheblich ein [9].

3.2.4 Bewegungstherapeutische Interventionen in der Prähabilitation beim Prostatakarzinom

Zieldefinition und Aufgabenfeld beim Prostatakarzinom

Um medizinische Nebenwirkungen abzuschwächen und Heilungsprozesse zu beschleunigen werden immer häufiger supportive Therapien angewendet [9]. Die Sport- und Bewegungstherapie ist als nicht-pharmakologische Maßnahme in diese Kategorie einzuordnen. Schon seit einigen Jahren wurde der Einfluss körperlicher Aktivität auf das Prostatakarzinom immer häufiger untersucht. Körperliche Bewegungsprogramme haben sich in diesem Zusammenhang als realisierbar, sicher und effektiv herausgestellt [7].

In aktuellen rehabilitativen Studien stehen mehr Kraft- und/oder Ausdauerinterventionen im Fokus. Speziell für das Prostatakarzinom bietet zudem das Beckenbodentraining eine Möglichkeit Harnkontinenz wieder zu erlangen. In mehreren systematischen Übersichtsarbeiten wurde dieser Parameter nach einer Prostatektomie untersucht. Eine verkürzte Harninkontinenzzeit wurde nach 12 Monaten bei 90 % der Probanden einer randomisierten kontrollierten Studie eruiert [10]. Nach aktuellen Kenntnissen kann zusätzlich durch Elektrostimulation oder durch Biofeedback-Kontrolle die Zeitspanne zur Harnkontinenz weiter verkürzt werden [8]. Die körperliche Leistungsfähigkeit wurde in einigen Studien nach einer Prostatektomie bis zu 15 % verbessert [11],[12] und die erektile Dysfunktionen bei fast 90 % der Patienten nach einem dreimonatigen Beckenbodentraining deutlich gemindert [13]. In einem weiteren Review konnten Beckenboden-, Kraft- und Ausdauertraining die Harninkontinenzrate, das Fitnesslevel, Fatigue, die Körperzusammensetzung und die Lebensqualität steigern. Supervidiertes Training durch einen Therapeuten erzielte stärkere Effekte [14].

Erste Studien über den Einfluss von kombinierten Kraft- und Ausdauerinterventionen nach einer Hormonbehandlung ergaben gesteigerte Muskelkraft, erhöhte Ausdauerleistungsfähigkeit und verbesserte Mobilisation. Die Funktionsfähigkeit im Alltag wurde größer, die freie Muskelmasse nahm zu und die Cholesterinkonzentration verringerte sich. Ebenso wurden Effekte durch Bewegungsinterventionen während der Hormonbehandlung untersucht. Kraft- und Ausdauertraining verbessern im peritherapeutischen Kontext Muskelkraft, Ausdauerleistungsfähigkeit, Fatigue-Symptome und Lebensqualität. Therapiebedingten, hormonellen Veränderungen der Körperkomposition wird dadurch entgegengewirkt und negative Auswirkungen der Hormontherapie verringert. Bezüglich untersuchter Effekte während der Bestrahlung zeigten sich in mehreren randomisierten kontrollierten Studien ähnliche Ergebnisse [7].

Prähabilitative Interventionen finden in der Behandlung von Prostatakarzinompatienten zunehmend Berücksichtigung, da die prähabilitative Datenlage in diesem Kontext schon aussagekräftig ist [15]. Es können beim Prostatakarzinom relevante Ziele verfolgt werden, die zum Teil schon gut belegt sind. Die Prähabilitation kann somit beim Prostatakarzinom die Zeit **vor der Operation**, **vor der Chemotherapie** und **vor der Bestrahlung** bezeichnen, um die Patienten aus physischer wie auch psychischer Sicht durch gezielte Trainingsinterventionen zu stabilisieren oder ihre Situation zu verbessern. Folglich geht eine gesteigerte funktionale Leistungsfähigkeit mit einer verringerten Morbidität einher.

Somit können folgenden Ziele beim Prostatakarzinom formuliert werden:
– Verhinderung von Bewegungsmangelsymptomen (Atrophien, Adhäsionen etc.)
– Verhinderung von Chemotherapie und / oder Bestrahlung und / oder OP induzierten Nebenwirkungen, die das Bewegungsverhalten beeinflussen (Fatigue, Übelkeit, PNP etc.)
– Bewegungserlernen Beckenbodentraining
– Harninkontinenz-Prophylaxe
– Durchblutungsförderung der zu operierenden bzw. zu bestrahlenden Region
– Aktivierung von Wundheilungsmechanismen
– Förderung von Regenerationsprozessen (u. a. kürzere Harninkontinenzzeit)

- Reduzierung von Wundheilungsstörungen
- Verhinderung von Infektionen
- Psychische Stabilisierung
- Reduzierung der Krankenhaustage

3.2.5 Bewegungstherapeutische Prähabilitation beim Prostatakarzinom

Um die prähabilitative Wirksamkeit beim Prostatakarzinom abzubilden, wurden nur Originalarbeiten berücksichtigt, bei denen kein multimodales Interventionsprogramm z. B. mit ergänzender Ernährung, Psychoonkologie oder Pharmakotherapie durchgeführt wurde. Insgesamt wurden 11 Studien mit eingeschlossen, wovon neun Studien [16],[17],[18],[19],[20],[21],[22],[23],[24] ein RCT-Design aufweisen und zwei Studien [25],[26] ein CT-Design beinhalten (Tab. 3.4). Alle Studien wurden in verschiedenen Ländern zwischen den Jahren 2001 und 2015 publiziert. Es haben insgesamt 1.225 Probanden als Interventions- oder Kontrollgruppe teilgenommen. Alle Studien untersuchten, ob präoperatives Beckenbodentraining postoperativ einen Benefit auf die Harninkontinenzrate bewirkt und verschiedene Nebenwirkungen nach einer Prostatektomie positiv beeinflussen konnte. Zusammenfassend wurden alle Studien mit Patienten durchgeführt, deren Krebserkrankung kurativ mittels radikaler Prostatektomie therapiert wurde.

Beckenbodentraining

In allen Studien wurde ein Beckenbodentraining durchgeführt, wobei sie sich in ihrem Trainingspensum differenzierten. Hinsichtlich eines geringen Trainingsumfangs konnten drei Studien [20],[22],[25] im Vergleich nur teilweise signifikante Ergebnisse zu unterschiedlichen Follow-ups zeigen. Patel et al. [25], die bis zu vier Wochen vor der Operation 1–4 Einheiten mit weiterem Home-based-Training begannen, konnten größere Effekte direkt nach der Operation bezüglich der Harninkontinenz konstatieren. Tienforti et al. [20], die einen Tag präoperativ mit nur einer Trainingseinheit begannen, zeigten nur in einem Parameter signifikante Ergebnisse nach einem Monat. Erst im Follow-up nach 3 Monaten wurden signifikante Unterschiede bei verringerten Harninkontinenzepisoden und Tendenzen für eine gesteigerte Lebensqualität deutlich. Dubbelman et al. [22], die ebenso einen Tag präoperativ ein einmaliges Training durchführten, konnten keine Effekte evaluieren. Durch diesen zeitnahen Interventionsbeginn vor der Operation mit nur einer Trainingseinheit ohne ein Home-based-Training könnten die fehlenden signifikanten Effekte auf die Lebensqualität bei Tienforti et al. [20] und Dubbelman et al. [22], sowie auf die Harninkontinenz bei Dubbelman et al. [22] zu erklären sein. Es ist anzunehmen, dass das Trainingspensum nicht ausreichte, um diese Parameter entsprechend zu verbessern. Demnach könnte die präoperative Zeitspanne bis zur Operation und die Häufigkeit der präoperativen

Einheiten als mitbestimmende Faktoren für eine Verbesserung der postoperativen Situation vermutet werden.

Bezüglich des Trainings zu Hause zeigte eine tägliche Einheit in mehreren Studien [17],[19],[21],[23],[25] signifikante Ergebnisse hinsichtlich einer gesteigerten Harnkontinenz und Lebensqualität innerhalb von 1, 3 und 6 Monaten. Bis auf Burgio et al. [23] wurden diese positiven Effekte nach 1 und 3 Monaten registriert. Dijkstra-Eshuis et al. [16] verzeichnete bei täglichem Training Verbesserungen in beiden Gruppen in allen Parametern gleichermaßen. Weitere Studien ohne ein tägliches Home-based-Training konnten keinen signifikanten Einfluss [22], einen einzig auf die Harninkontinenz [24] oder einen auf die Harninkontinenz und Lebensqualität [20],[26] erst nach mindestens 3 Monaten verbuchen.

Bei einem reinen Home-based-Training gab Ng [17] ein höheres Trainingspensum am Tag als Burgio et al. [23] mit Steigerungsmöglichkeiten vor. Gegenüber Burgio et al. [23] konnte Ng [17] neben der Harnkontinenzrate auch die Lebensqualität steigern. Centemero et al. [21] führten kein reines Home-based-Training durch, das Trainingspensum war dennoch recht hoch und die Effekte ähnlich denen von Ng [17]. In Abhängigkeit der Häufigkeit und Intensität eines Trainings zu Hause könnte sich der Effekt von präoperativem Beckenbodentraining auf die Harninkontinenz und Lebensqualität steigern.

Detailliertere Instruktionen gaben Patel et al. [25] und Tienforti et al. [20] bezüglich des Belastungsgefüges der Trainingseinheiten an und Parekh et al. [24] präzisierten stärker die einzelnen Übungsfolgen. Alle drei Studien evaluierten eine stärkere Harnkontinenzrate [24],[25] oder eine geringere Anzahl an Harnkontinenzepisoden [20]. Somit könnten sich neben einer höheren Intensität auch genauere Informationen für die Anspannungs-, Entspannungsphasen und Trainingsabfolge positiv auf die Harninkontinenz auswirken und das präoperative Training in seiner Qualität maßgeblich verbessern.

Biofeedback

Der Einfluss von Biofeedback auf die Lebensqualität und die Harninkontinenz konnte in mehreren Studien verdeutlicht werden. Bei Dijkstra-Eshuis et al. [16] und Geraerts et al. [18] wurde ein ähnliches Training einmal die Woche à 30 Minuten in Kombination mit einem Training zu Hause absolviert. Bei beiden Studien kamen Biofeedback-Einheiten unterstützend zum Einsatz, bei Dijkstra-Eshuis et al. [16] in Form eines Protokolls mit genauen Anweisungen und bei Geraerts et al. [18] durch ein EMG zu jeder Einheit. In der zuletzt genannten Studie wurde zum Teil die Lebensqualität signifikant verbessert und weniger Personen waren signifikant inkontinent. Dijkstra-Eshuis et al. [16] konnten nur insgesamt eine geringere Symptomatik bei der Miktion beider Gruppen feststellen. Zu diesem Zeitpunkt war auch die Harnkontinenzrate geringer. Sueppel et al. [26] konnten bei zwei präoperativen EMG Biofeedback-Einheiten die Symptomstärke und den Harnkontinenzstatus signifikant senken. Tienforti et al. [20] fanden signifikante Verbesserungen der Lebensqualität bei einer einzigen präoperativen Biofeedback-Einheit und geringere Harninkontinenzepisoden mit einem reduzierten Einlagengebrauch. Ebenso führten Burgio et al. [23] nur eine Einheit mit Biofeedback durch. Sie konnten keine Verbesserungen der Lebensqualität, jedoch eine gesteigerte Harnkontinenz aufzeigen. Somit lässt sich vermuten, dass insbesondere eine regelmäßige und häufige unterstützende EMG Biofeedback-Kontrolle die Lebensqualität und Harninkontinenz verbessern könnte.

Supervidiertes Training versus nicht-supervidiertes Training

Bezüglich der Lebensqualität zeigen 3 Studien [16],[22],[23] bei einem nicht-supervidierten Training keine signifikanten Ergebnisse, wobei Geraerts et al. [18] durch ein supervidiertes Beckenbodentraining tendenzielle Verbesserungen nachwiesen. Mutmaßlich könnte der einstündige Einlagentest zur Harnkontinenzbestimmung von zu kurzer Dauer für signifikante Unterschiede gewesen sein. Ferner berichten die Autoren von zu vielen inaktiven Patienten nach der Operation. Patel et al. [25], Centemero et al. [21] und Parekh et al. [24] führten ebenso ein supervidiertes Training dieser Art durch. Zusätzlich nutzen sie eine transabdominale Sonographie [25], ein subscrotales digitales Assessment [21] und objektiv sichtbare Kontraktionen am Anus und an der Penisbasis [24] für ein visuelles Feedback. Im Gegensatz zu den Studien mit einem nicht-supervidierten Training, die keine signifikanten Ergebnisse aufweisen konnten [16],[22] wurde bei diesen drei Studien [21],[24],[25] eine verbesserte postoperative Harnkontinenzrate und bei Centemero et al. [21] zugleich eine Steigerung der Lebensqualität ermittelt. Somit kann ein supervidiertes Training positiv auf die Harninkontinenz und gegebenenfalls auf die Lebensqualität einwirken.

Edukative Maßnahmen

Hinsichtlich der Symptomatik bei der Miktion, die einen wesentlichen Einflussfaktor auf die Lebensqualität darstellt, konnten positive Tendenzen bei Tienforti et al. [20] und Sueppel et al. [26] aufgezeigt werden, die verbale Anweisungen zum Beckenbodentraining implizierten. Dijkstra-Eshuis et al. [16] konnten eine geringere Symptomatik in beiden Gruppen feststellen. Die Intervention beinhaltete verbale Anweisungen, um die Bauchmuskulatur entspannt zu halten. Hingegen eruierte Geraerts et al. [18] im Vergleich dazu keine signifikanten Ergebnisse bei diesem Parameter. Verbale Instruktionen kamen nicht zur Anwendung. Ein positiver Effekt auf die Lebensqualität könnte durch verbale Anweisungen vermutet werden, bestätigte sich jedoch bei einer geringeren Miktionssymptomatik nur tendenziell. Bezüglich weiterer Parameter, die die Lebensqualität beeinflussen, konnten in mehreren Studien [17],[20],[21],[26] mit verbalen Anweisungen ebenso signifikante Ergebnisse evaluiert werden. Inwiefern diese Ergebnisse auf die verbalen Anweisungen zurückzuführen sind, ist fraglich.

Des Weiteren wurden in mehreren Studien [16],[17],[20],[22],[24],[25] Anatomieschulungen durchgeführt. Bei Dijkstra-Eshuis et al. [16] und bei Dubbelman et al.

[22] ist zu beachten, dass die Kontrollgruppe gleichermaßen wie die Interventionsgruppe diese Schulung erhielten. Beide Studien konnten im Vergleich zu den anderen Studien [17],[20],[24],[25] keine signifikanten Unterschiede zur Harninkontinenz und Lebensqualität erfassen. Dijkstra-Eshuis et al. [16] stellte darüber hinaus einen positiven Effekt für die Harnkontinenzrate und Lebensqualität in beiden Gruppen fest. Folglich könnten Instruktionen zur Anspannung der perinealen Muskulatur allgemein von Vorteil sein.

Tab. 3.4: Eingeschlossene Studien Prostatakarzinom.

Autoren	Probanden	Design	Trainingssteuerung	Ergebnisse
Dijkstra-Eshuis et al. 2015 [16]	n = 121; IG: 65, KG: 56	RCT	IG: prä-OP: Schulung Anatomie/Physiologie, BB-Screening, 4wo prä-OP: 1×/wo 30 min BBT (KoT von BB und Bauchatmung, AT, ET) mit BFK, 2×/Tag BBT in verschiedenen Körperpositionen zu Hause, Verhaltensanweisungen für die alltägliche Miktion; IG+KG: post-OP: täglich 2 Serien à 30 Kontraktionen BBT (KG nur schriftliche Anweisung), erneut BBT wenn 6wo post-OP noch inkontinent	Inkontinenzrate, KHQ, IPSS: IG vs. KG n.s. 6wo, 3mo, 6mo, 9mo, 1J post-OP; Kontinenzrate: IG+KG: 20,8 % 6wo post-OP, 43,6 % 3mo post-OP, 61,5 % 6 Mo post-OP, 77,2 % 9 Mo post-OP, 77,2 % 1 J post-OP; Inkontinenzrate: IG+KG: 22,8 % 1J post-OP; KHQ: Symptomstärke: IG+KG ↑ 1J post-OP; IPSS, 24 h Einlagentest: IG+KG ↓ 6wo, 3mo, 6mo, 9mo, 1 J post-OP; frühzeitiger Abbruch der Intervention
Ng 2013 [17]	n = 62; IG: 33, KG: 33	RCT	IG+KG: prä-OP: Anatomieschulung, Broschüren, Trainingsanleitung durch KS, IG: 3wo prä-OP: 5×/Tag 10 Wdh. BBT à 5–10sek schnelle und langsame Anspannung (Steigerung um 1–2sek, maximal 10 sek) zu Hause, KG: 1 Tag prä-OP: 5×/Tag 10 Wdh. BBT à 5–10sek Anspannung in der Klinik; IG+KG post-OP: Trainingsfortsetzung verstärkt bis zur Kontinenz, gewöhnliche Alltagsaktivitäten beibehalten	Kontinenzrate: IG vs. KG ↑ 1mo, 3mo post-OP; 24 h Einlagentest (Menge): IG vs. KG ↓ 1mo, 3mo post-OP; 1 h Einlagentest: IG vs. KG ↓ 1mo, 2mo post-OP, n.s 3mo post-OP; Einlagennutzung (24 h): IG vs. KG ↓ 1mo, 3mo post-OP; IIEF-5 (Errektionsfunktion): IG vs. KG n.s. 1mo post-OP, ↑ 2mo, 3mo post-OP; FACT-P: physisches Wohlbefinden: IG vs. KG ↑ 1mo, 2mo, 3mo post-OP, emotionales, funktionales, soziales Wohlbefinden: IG vs. KG n.s.; IIQ: IG vs. KG ↓ 1mo (alle Skalen), 2mo (emotionale Gesundheit n.s.), 3mo post-OP (nur soziale Beziehungen, emotionale Gesundheit ↑)

Tab. 3.4: Fortsetzung.

Autoren	Probanden	Design	Trainingssteuerung	Ergebnisse
Geraerts et al. 2013 [18]	n = 180; IG: 91, KG: 89	RCT	IG: 3wo prä-OP: 1×/wo 30 min supervidiertes BBT durch PT, EMG-BFK jede Einheit, 60 BB-Kontraktionen/ Tag zu Hause (während dem Husten, Hinsetzen, Aufstehen), post-OP: BBT mit Katheter insitu ab 4. Tag post-OP; IG+KG: post-OP: 1×/ wo supervidiertes BBT mit EMG-BFK, Extraübungen für spezifisches Training	Zeitspanne bis zur Kontinenz (24h Einlagentest): IG vs. KG n.s.; Inkontinenzmenge: IG vs. KG n.s. 1Tag post-OP; Kontinenzrate (1h Einlagentest VAS scale), IPSS, Inkontinenzstärke & -Dauer: IG vs. KG n.s. 1mo, 3mo, 6mo, 12mo post-OP; KHQ: Einfluss Inkontinenz auf LQ: IG vs. KG ↑ 3mo, 6mo post-OP; Einfluss auf Kontinenzstatus post-OP: BB-Muskelkraft ↑, prä-OP-Kontinenz ↑
Patel et al. 2013 [25]	n = 284; IG: 152, KG: 132	CT	IG: 4wo prä-OP: Anatomieschulung, Trainingsanweisungen, Transabdominale Sonographie,1–4 Sessions, 10 × 10sek supervidiertes BBT durch PT (sitzen, stehen, liegen), tägliche BB-Anspannung bei Alltagsaktivitäten zu Hause (mit unterstützenden Diagrammen, Instruktionen); KG: prä-OP: verbale Instruktionen, eigenständiges BBT; IG+KG: supervidiertes BBT durch PT bis zur Kontinenz	Zeitspanne bis zur Kontinenz (Nutzung 1 Einlage / 0 Einlagen): IG vs. KG ↓ post-OP; Kontinenzrate: IG vs. KG: ↑ 6wo post-OP; 24h Einlagentest (Menge): IG vs. KG ↓ 6wo post-OP, n.s. 3mo post-OP; Inkontinenzrate: IG vs. KG ↓ 6wo, 3mo post-OP; Einfluss auf Kontinenzstatus post-OP: Alter↑, Nervenschonung bei OP↑
Collado et al. 2013 [19]	n = 179; IG: 87, KG: 92	RCT	IG: 3wo prä-OP: 1×/wo BFK, Aktivierung m. transversus abdominis durch AHT, tägliches BBT zu Hause durch schriftliche Instruktionen, unterstützend EMG-BFK während schnellen, intensiven, maximalen BB-Kontraktionen (1sek, 3sek, 5sek Anspannung); KG: 3mo post-OP: mündliche Instruktionen, BFK, AHT, BBT	Kontinenzstatus (24h Einlagentest): IG vs. KG ↑ 3mo post-OP; Individueller Kontinenzstatus pro Proband: 1wo post-OP vs. 3mo post-OP ↑

Tab. 3.4: Fortsetzung.

Autoren	Probanden	Design	Trainingssteuerung	Ergebnisse
Tienforti et al. 2011 [20]	n = 32; IG: 16, KG: 16	RCT	IG: Schulung Anatomie / Physiologie, Trainingsinstruktionen; 1 Tag prä-OP: 1 Session 20 min supervidiertes BBT mit BFK durch Pfleger; post-OP: 1 Session 20 min supervidiertes BBT mit BFK durch Pfleger, 3×/Tag 10 min BBT zu Hause (5 sek Anspannung, 5 sek Entspannung); KG: post-OP: Trainingsinstruktionen, 3×/Tag 10 min BBT zu Hause bis zur Kontinenz	Einlagennutzung: IG vs. KG ↓ 3mo, 6mo post-OP; Inkontinenzepisoden: IG vs. KG ↓ 3mo, 6mo post-OP; ICIQ-UI: IG vs. KG ↑ 1mo, 3mo, 6mo post-OP; UCLA-PCI: IG vs. KG ↑ 3mo, 6mo post-OP; ICIQ-OAB: IG vs. KG ↓ 3mo, 6mo post-OP; IPSS: IG vs. KG n.s., Tendenz ↓
Centemero et al. 2010 [21]	n = 118; IG: 59, KG: 59	RCT	IG: 4wo prä- und post-OP: 2×/wo 30 min supervidiertes BBT durch PT, täglich 30 min BBT zu Hause; KG: post-OP: 2×/wo 30 min supervidiertes BBT, täglich 30 min BBT zu Hause	Kontinenzrate: IG vs. KG ↑ 1mo, 3mo post-OP; ICSmaleSF: gelegentliche Inkontinenz: IG vs. KG ↑ 1mo, 3mo post-OP, starke Inkontinenz: IG vs. KG ↑ 1mo post-OP, IG vs. KG n.s. 3mo post-OP; 24h Einlagentest: Gewicht > 150g: IG vs. KG ↓ 1mo, 3mo post-OP; PGI-I: Patientenzufriedenheit: IG+KG: 75 %
Dubbelman et al. 2009 [22]	n = 70; IG: 34, KG: 36	RCT	IG: 1 Tag prä-OP: Anatomieschulung, Trainingsanweisungen, 1. Einheit (1/10) 30 min BBT mit PT, post-OP: weitere Einheiten 30 min BBT mit PT; KG: 1 Tag prä-OP: Anatomieschulung, Trainingsanweisungen (keine weiteren Angaben)	Zeitspanne bis zur Kontinenz, Kontinenzrate: IG vs. KG n.s.; Kontinenzrate: IG+KG: 29 % 6mo post-OP; Inkontinenzrate (1h Einlagentest, 24h Einlagentest): IG vs. KG n.s., Tendenz ↓ 6mo post-OP; Inkontinenzmenge (IG+KG): Inkontinente Probanden vs. kontinente Probanden ↑ 1wo post-OP

Tab. 3.4: Fortsetzung.

Autoren	Probanden	Design	Trainingssteuerung	Ergebnisse
Burgio et al. 2006 [23]	n = 125; IG: 63, KG: 62	RCT	IG: prä-OP: 1× supervidiertes BBT mit visueller BFK, 3×/ Tag 15 Übungen zu Hause, Steigerung auf max. 10sek Anspannung (verschiedene Positionen, in den Alltag integrieren), 1×/Tag Miktionsstrahl anhalten	Zeitspanne bis zur Kontinenz, Inkontinenzstärke, Einlagennutzung: IG vs. KG ↓ 6mo post-OP; Trockene Tage: IG vs. KG ↑ 6mo post-OP; Unwillkürliches Urinausscheiden: IG vs. KG ↓ 6mo post-OP; HSCL: Distress, IIQ: Inkontinenzauswirkungen, MOSSFHS: LQ: IG vs. KG n.s. post-OP; Symptome der Stressinkontinenz (Selbstreport) während dem Husten, Niesen, Aufstehen: IG vs. KG ↓ 6mo post-OP
Parekh et al. 2003 [24]	n = 32; IG: 16, KG: 16	RCT	IG: prä-OP: Schulung für die BB-Ansteuerung, Trainingsanleitung, Visualisierung am Modell, Palpation, EMG-BFK 2 Sessions supervidiertes BBT (verschiedene Übungen 1. Einheit Rückenlage, 2. Einheit Sitzen), EMG-BFK zu jeder Einheit; post-OP: alle 3wo für 3mo supervidiertes BBT, 2×/Tag BBT zu Hause	Zeitspanne bis zur Kontinenz: IG vs. KG ↓ post-OP; Kontinenzrate: IG vs. KG: ↑ 12wo post-OP; Kontinenzrate IG+KG: 66 % 4mo post-OP, 82 % 13mo post-OP; Einlagengebrauch ≥ 3 Stück/Tag: Anzahl der inkontinenten Personen: IG vs. KG ↓ 1J post-OP
Sueppel et al. 2001 [26]	n = 16; IG: 8, KG: 8	CT	IG: einige Wochen prä-OP: Trainingsanweisungen, Diäthinweise, 1× EMG-BFK, BBT 3×/Tag in der Nacht prä-OP: 1 × EMG-BFK; KG: 6wo post-OP: Trainingsanweisungen, Diäthinweise, BFK, BBT	Einlagennutzung innerhalb 24h, unwillkürliches Urinausscheiden innerhalb 24h: IG vs. KG: ↓ 12mo post-OP 1h; Einlagentest (Menge): IG vs. KG ↓ 12mo post-OP; AUASS: IG vs. KG ↓ 12mo post-OP; IPSS: IG vs. KG n.s., Tendenz ↓

3.2.6 Fazit

Harninkontinenz

In den 11 hier dargestellten Studien konnte bei acht Studien ein Benefit für prähabilitatives Beckenbodentraining festgestellt werden [17],[19],[20],[21],[23],[24],[25],[26], hingegen wurde in 3 Studien kein Vorteil evaluiert [16],[18],[22]. Die Studie von Collado et al. [19] sollte durch den Bezug einzig auf das Abstract eines Studienvortrags und die Studie von Sueppel et al. [26] aufgrund einer deutlich geringeren Probandenzahl mit Vorsicht betrachtet werden.

Der postoperative Harnkontinenzstatus zeigte in acht Studien bei verschiedenen Parametern signifikante Ergebnisse zu Gunsten der Interventionsgruppe [17],[19],[20], [21],[23],[24],[26]. Dabei ist eine differente Definition der postoperativen Harnkontinenz zu beachten. Vier Studien stellten den Harnkontinenzstatus durch das Gewicht der Einlagen innerhalb einer bestimmten Zeitspanne fest. Bei zwei Studien [18],[22] durfte die Harninkontinenz nur bei weniger als 1 g im einstündigen Einlagentest liegen, bei den anderen Studien [16],[25] sollte weniger als 2 g im 24 h Einlagentest festgestellt worden sein. Bei Ng [17] durfte der 24 h Einlagentest gar keine Harninkontinenz aufweisen und im Tagebuch sollte über 3 Tage hinweg keine inkontinente Episode vermerkt worden sein. Bei Parekh et al. [24] durfte nur eine Einlage oder weniger pro Tag benutzt werden, um als kontinent zu gelten. Bei 3 Studien basierte die Definition auf Patientenberichten und Fragebögen zum Harnkontinenzstatus [16],[20],[21]. Burgio et al. [23] benutzen eine eigene Definition, bei der über 3 aufeinanderfolgenden Wochen im 24 h Tagebuch oder über 7 Tage hinweg im Wochentagebuch keine inkontinente Episode vorhanden sein durfte. Bei Collado et al. [19] und Sueppel et al. [26] fehlte die Definition gänzlich.

Die Zeit bis zur Wiedererlangung der postoperativen Harnkontinenz konnte bei 3 Studien [23],[24],[25] verkürzt werden, bei Geraerts et al. [18] und Dubbelman et al. [22] konnte dieses Ergebnis nicht bestätigt werden. Patel et al. [25] stellten fest, dass diese Zeitspanne durch ein jüngeres Alter und durch eine nervenschonende Operationstechnik positiv beeinflusst wird. Geraerts et al. [18] registrierten eine vorteilhafte Wirkung durch eine stärkere Beckenbodenmuskulatur und durch eine präoperativ existierende Harnkontinenz. Bei Burgio et al. [23] wurden die Zahl der postoperativen trockenen Tage und der gebrauchten Einlagen eruiert, wobei sich positive Ergebnisse nach 6 Monaten zeigten. Ng, Centemero et al., Parekh et al. und Patel et al. evaluierten einen größeren Prozentsatz an postoperativ kontinenten Probanden nach 1 und 3 Monaten [17], nach 6 Wochen [21], nach 3 Monaten [24] und 3 und 6 Monaten [25]. Ng [17] ermittelte analog dazu innerhalb der gleichen Messzeitpunkte einen geringeren Einlagenverbrauch am Tag und Centemero et al. [21] einen geringeren Prozentsatz an Gewicht im 24 h Einlagentest. Sueppel et al. [26] konstatierten am Ende der Studie eine geringere Einlagennutzung im 24 h Einlagentest und eine geringfügigere Menge an unwillkürlichem Urinausscheiden im 45 Minuten Einlagentest. Dubbelman et al. [22] zeigten keine signifikanten Ergebnisse hinsichtlich eines der Parameter zur Harnkontinenz. Geraerts et al. [18] konnten nur eine Tendenz feststellen. Dijkstra-Eshuis et al. [16] berichteten von einer allgemeinen Verbesserung der Harnkontinenz aller Probanden innerhalb von 6 Wochen bis zu einem Jahr.

In einigen Studien wurden neben der Harnkontinenz simultan auch Parameter zum Harninkontinenzstatus erhoben. Patel et al. [25] konstatierten nach 6 Wochen und 3 Monaten einen geringeren Prozentsatz an Harninkontinenz sowie nach 6 Wochen eine geringere Menge an unwillkürlichem Urinausscheiden im 24 h Einlagentest. Bei Ng [17] wurde nach 1 Monat im einstündigen Einlagentest und nach 1 und 3 Monaten im 24 h Einlagentest ebenfalls eine geringere inkontinente Menge erhoben. Bei Burgio et al. [23] blieben nach 6 Monaten ein geringerer Prozentsatz derzeit inkontinent. Bei allen drei Studien [17],[23],[25] entsprechen diese Ergebnisse analog der gesteigerten Harnkontinenz zum selben Messzeitpunkt, einzig bei Patel et al. [25] konnten nach 3 Monaten im 24 h Einlagentest und bei Ng [17] nach 3 Monaten im einstündigen Einlagentest keine signifikanten Unterschiede im Gegensatz zum Harnkontinenzstatus evaluiert werden. Collado et al. [19] stellte ebenfalls signifikante Ergebnisse im 24 h Einlagentest zu Gunsten der Interventionsgruppe fest. Geringere Harninkontinenzepisoden und eine niedrigere Anzahl an Einlagen pro Woche konnten Tienforti et al. [20] nach 3 und 6 Monaten verzeichnen. Bei Geraerts et al. [18] war die verbleibende Anzahl der inkontinenten Personen nach 12 Monaten geringer, Signifikanzen wurden jedoch nicht festgestellt. Die Menge am ersten inkontinenten Tag nach der Operation, sowie Stärke und Dauer der Harnkontinenz zeigten keine signifikanten Unterschiede. Parekh et al. [24] evaluierten nach einem Jahr einen geringeren Prozentsatz an Probanden, die noch 3 Einlagen im 24 h Einlagentest benötigten und somit nicht kontinent waren, Signifikanzen wurden jedoch auch hier nicht angegeben. Des Weiteren war die Anzahl der noch inkontinenten Probanden zum Studienende nicht different. Dijkstra-Eshuis et al. [16] ermittelten im Vergleich zum Harnkontinenzstatus einzig eine verringerte Harninkontinenz aller Probanden nach 12 Monaten. Dubbelman et al. [22] konnten auch bezüglich dieser Parameter keine signifikanten Unterschiede feststellen, es wurde dennoch ein positiver Einfluss auf den Harninkontinenzstatus nach 3 und 6 Monaten verzeichnet. Hinzufügend wurde ein signifikanter Unterschied zwischen den kontinenten und inkontinenten Probanden beider Gruppen eine Woche nach der Operation evaluiert.

Lebensqualität

Bezüglich psychologischer Faktoren wurde die Lebensqualität bei sieben Studien [16],[17],[18],[20],[21],[23],[26] anhand verschiedenster Fragebögen erhoben. Alle Studien kombinierten mehrere Inventare. Ein positiver Einfluss auf die Lebensqualität konnten bei fünf Studien [16],[17],[18],[21],[26] und eine positive Tendenz in einer Studie [20] in der Interventionsgruppe festgestellt werden. Eine Studie zeigte keine Effekte [23]. Bei Ng [17] steigerte sich das physische Wohlbefinden (FACT-P) nach 1, 2 und 3 Monaten. Geraerts et al. [18] zeigten nach 3 und 6 Monaten einzig bei dem

Item über Auswirkungen durch die Harninkontinenz (KHQ) differente Ergebnisse. Burgio et al. [23] konnten keine signifikanten Unterschiede sowohl in der gesundheitsbezogenen Lebensqualität (MOSSFHS), als auch hinsichtlich der Auswirkungen durch die Harninkontinenz auf den Lebensstil (IIQ) feststellen. Einen geringeren Einfluss der Harninkontinenz auf das alltägliche Leben (IIQ) erhob ebenfalls Ng [17]. Nach 1 Monat waren alle Parameter nachweislich gesteigert, nach 2 Monaten war nur die emotionale Gesundheit nicht mehr signifikant, die sich jedoch nach 3 Monaten wieder nachweislich verbesserte. Bis auf gesteigerte soziale Beziehungen und die verbesserte emotionale Gesundheit waren zu diesem Zeitpunkt alle anderen Parameter nicht mehr signifikant unterschiedlich.

Weitere Symptome

Bezüglich Erektionsbeschwerden (IIEF-5) konnte die sexuelle Gesundheit bei Ng [17] nach 2 und 3 Monaten gesteigert werden. Tienforti et al. [20] verzeichneten eine höhere Stressbewältigung (UCLA-PCI) nach 3 und 6 Monaten. Burgio et al. [23] konnten keinen Einfluss auf eine psychische Belastung durch Angst und Depressionen (HSCL) feststellen. Symptomveränderungen durch die Intervention wurden in fünf Studien [16],[18],[20],[21],[26] durch verschiedene Inventare eruiert. Centemero et al. [21] ermittelten geringere Harntraktsymptome (ICSmaleSF) nach 1 und 3 Monaten. Probanden der Interventionsgruppe, die nach einem Monat noch inkontinent, nach 1 und 3 Monaten gelegentlich kontinent oder nach 3 Monaten kontinent waren, wiesen ebenfalls eine geringere Symptomatik des Harntrakts auf. Zusätzlich konnte in einem weiteren Fragebogen (PGI-I) zu 75 % eine extreme Zufriedenheit bestätigt werden. Eine geringere Prostatasymptomatik (AUASS) wurde bei Sueppel et al. [26] verzeichnet. Tienforti et al. [20] ermittelten einen niedrigeren Schweregrad an Harninkontinenz bezüglich niedrigerer Symptomatik (ICIQ-UI) nach 1, 3 und 6 Monaten. In einem weiteren Messinstrument zeigten die Probanden ebenfalls weniger Symptome einer überaktiven Blase (ICIQ-OAB) nach 3 und 6 Monaten. Keine signifikanten Ergebnisse zeigten sich bei Dijkstra-Eshuis et al. [16], Geraerts et al. [18], Tienforti et al. [20] und Sueppel et al. [26] bezüglich der Symptome bei der Miktion (IPSS). Sueppel et al. [26] und Tienforti et al. [20] konnten diesbezüglich eine positive Tendenz zugunsten der Interventionsgruppe feststellen, was bei der zuletzt genannten Studie als Hauptparameter für die Lebensqualität angenommen wurde. Zusätzlich konnten Dijkstra-Eshuis et al. [16] keine differenten Symptome in beiden Gruppen bei einer Beckenbodendysfunktion (PeLFIs) nachweisen.

Alles umfassend wurden die hier dargestellten positiven Ergebnisse insbesondere nach 1 und 3 Monaten nach der Operation festgestellt [17],[19],[20],[21],[24],[25], einige wenige signifikante Ergebnisse konnten noch nach 6 Monaten verzeichnet werden [20],[23].

Die aktuelle Datenlage über prähabilitative Interventionsprogramme bei Prostatakarzinom verdeutlicht, dass körperliches Training, speziell Beckenbodentraining, die Dauer und Stärke von Harninkontinenz reduziert und die Lebensqualität durch geminderte Schmerzen, Harninkontinenzsymptome und erektile Dysfunktionen steigert [17],[19],[20],[21],[23],[24],[25],[26]. Diese Effekte zeigen sich postoperativ insbesondere in den ersten 3 Monaten, geringfügig bis maximal 6 Monate und werden durch die Ergebnisse einer Metaanalyse unterstützt [27]. Langzeiteffekte von mindestens einem Jahr konnten weder in dieser Forschungsarbeit noch in der hier aufgeführten Studienlage erhoben werden. Die Machbarkeit und Sicherheit von Prähabilitation ist jedoch gegeben und kann zudem in weiteren Reviews bestätigt [28],[29] werden.

Die Heterogenität der Studien erschwert den Vergleich miteinander erheblich. Unterschiedliche Patientenanzahl, Interventionsregime, Definitionen des Harnkontinenzstatus und Inventare zur Lebensqualität beeinträchtigen die Analyse der aktuellen Studienlage und erschweren allgemeingültige Aussagen über Interventionsstandards und Trainingseffekte.

Die Zeitspanne bis zur Operation und die Häufigkeit der präoperativen Einheiten könnten als mitbestimmende Faktoren für die postoperativen Effekte vermutet werden. Trainingshäufigkeit und Trainingsintensität könnten effektiver sein, wenn diese mehrmals pro Woche umgesetzt werden. Intensive Belastungen sollten unter Berücksichtigung der individuellen Harnkontinenzsituation der Patienten erfolgen und ggf. reduziert werden [7].

Des Weiteren bestehen Hinweise, dass eine regelmäßige unterstützende EMG Biofeedback-Kontrolle Einfluss auf die Lebensqualität haben könnte. Biofeedback dient bei Harninkontinenz der besseren Wahrnehmung von Dehnungsreizen. Eine dadurch verbesserte postoperative Harnkontinenz und insbesondere eine geringere Schmerzsymptomatik beeinflusst die Lebensqualität positiv.

Da die Anspannung der perinealen Muskulatur vielen Probanden zu Beginn recht schwer fällt, sollte ein supervidiertes Training für eine bessere Übungsqualität und Kompliance stetig bevorzugt werden. Ebenso könnten detailliertere Instruktionen zur Anspannung des Beckenbodens von Vorteil sein. Ein wesentlicher Nutzen des prähabilitativen Beckenbodentrainings besteht in dem schmerzfreien Erlernen der Muskelansteuerung, die sich für ungeübte Patienten häufig schwierig gestaltet. Postoperativ kann dann die erlernte Technik sofort angewendet werden, wodurch präoperatives Training gegenüber reinen postoperativen Einheiten sehr wahrscheinlich effektiver wirkt. Mit den zusätzlichen Schmerzen der Operation ist das postoperative Erlernen der Ansteuerung eine größere Herausforderung [23],[25],[26].

Zukünftig bedarf es weiterer Studien von hoher Qualität, die eine allgemeingültige Definition der Harninkontinenz, große Stichproben und einheitlichere Inventare zur Lebensqualität berücksichtigen. Zusätzlich sollte die Messung der Harninkontinenz subjektiv und objektiv erfolgen.

Die unterschiedlichen Zeitpunkte des Therapiebeginns, Therapiefrequenzen und Therapieinhalte müssten weiter erforscht und bestätigt werden, um ggf. homogene Therapiestandards entwickeln zu können. Ebenfalls sollten neben dem Beckenbodentraining prähabilitative Effekte durch weitere bewegungstherapeutische Methoden Gegenstand zukünftiger Forschung sein, wie es durch gezieltes Kraft- und Ausdauertraining rehabilitativ schon bestätigt wurde. Dies sollte auch prähabilitativ vor Behandlungsbeginn weiterer medizinischer Methoden (Chemotherapie, Bestrahlung, systemische Therapie, Immuntherapie) untersucht werden

Literatur

[1] Robert-Koch-Institut und Gesellschaft der epidemiologischen Krebsregister e. V. (GEKID). Krebs in Deutschland 2011/2012 – Häufigkeiten und Trends 2015. Berlin, 2015.

[2] Deutsches Krebsforschungszentrum, Hrsg. Prostatakrebs: Behandlungsplanung – eine Übersicht über die Therapiemöglichkeiten. Heidelberg, 2015.

[3] Zopf EM, Baumann FT. Prostatakrebs. In: Baumann FT, Jäger E, Bloch W, Hrsg. Sport und körperliche Aktivität in der Onkologie. Berlin Heidelberg New York, Springer, 2012.

[4] Deutsche Gesellschaft für Urologie, Hrsg. S 3-Leitlinie Prostatakarzinom: Früherkennung, Diagnose und Therapie der verschiedenen Stadien. Düsseldorf, 2016.

[5] Siegel R, DeSantis C, Virgo K et al. Cancer treatment and survivorship statistics 2012. CA Cancer J Clin. 2012;62:220-24.

[6] Skolarus TA, Wolf AM, Erb NL, et al. American Cancer Society prostate cancer survivorship care guidelines. CA Cancer J Clin. 2014;64:225-49.

[7] Baumann FT, Däggelmann J, Streckmann F, Zimmer P, Zopf EM. Tumorerkrankungen. Praxisausgabe Prävention und Therapie durch Sport, 1. Auflage, Elsevier Verlag, 2017.

[8] Machold S. Evidenz physiotherapeutischer Behandlung bei Postprostatektomie-Inkontinenz. Physioscience. 2006;2:106-16.

[9] Zopf EM, Baumann FT, Pfeifer K. Physical Activity and Exercise Recommendations for Cancer Patients during Rehabilitation. Rehabilitation. 2014;53(01):2-7.

[10] Overgard M, Angelsen A, Lydersen S, Mørkved S. Does physiotherapist-guided pelvic floor muscle training reduce urinary incontinence after radical prostatectomy? A randomised controlled trial. European urology. 2008;54:438-448.

[11] Crevenna R, Zöch C, Keilani M, Quittan M, Fialka-Moser V. Implementation of a Physical Rehabilitation Group for Post-Prostatectomy Urinary Incontinence Patients and its Effects on Quality of Life. Phys Rehab Kur Med. 2003;13:339-344.

[12] Windsor PM, Nicol KF, Potter J. A randomized, controlled trial of aerobic exercise for treatment-related fatigue in men receiving radical external beam radiotherapy for localized prostate carcinoma. Cancer. 2004;101:550-557.

[13] Sommer F. Das Beckenbodenprogramm. In: Sommer F, Graf C, Hrsg. Sports meets Medicine – Urologie und Sport: Lifestyle, Sexualität, Onkologie und Sport. Göttingen, Cuvillier, 2002.

[14] Baumann FT, Zopf EM, Bloch W. Clinical exercise interventions in prostate cancer patients: a systematic review of randomized controlled trials. Support Care Cancer. 2012;20(2):221-33.

[15] Singh F, Newton RU, Galvão DA, Spry N, Baker MK. A systematic review of presurgical exercise intervention studies with cancer patients. Surg Oncol. 2013;22(2):92-104.

[16] Dijkstra-Eshuis J, Van den Bos TW, Splinter R, et al. Effect of preoperative pelvic floor muscle therapy with biofeedback versus standard care on stress urinary incontinence and quality of life in men undergoing laparoscopic radical prostatectomy: a randomised control trial. Neurourol Urodyn. 2015;34:144-50.

[17] Ng S-L. A randomised controlled trial study of the efficacy of intensive pre-operative pelvic floor muscle training to decrease post-prostatectomy urinary incontinence. Int J Urol. 2013; 41-87.

[18] Geraerts I, Van Poppel H, Devoogdt N, et al. Influence of preoperative and postoperative pelvic floor muscle training (PFMT) compared with postoperative PFMT on urinary incontinence after radical prostatectomy: a randomized controlled trial. Eur Urol. 2013;64:766-72.

[19] Collado SA, Pellicer CM, Ramirez Backhaus M, et al. Intensive preoperatory pelvic floor muscle training reduce duration and severity of stress urinary incontinence after radical prostatectomy: a randomized controlled trial. Eur Urol Suppl. 2013;12:1007-8.

[20] Tienforti D, Sacco E, Marangi F, et al. Efficacy of an assisted lowintensity programme of perioperative pelvic floor muscle training in improving the recovery of continence after radical prostatectomy: a randomized controlled trial. BJU Int. 2012;110:1004-10.

[21] Centemero A, Rigatti L, Giraudo D. Preoperative pelvic floor muscle exercise for early continence after radical prostatectomy: a randomised controlled study. Eur Urol. 2010;57:1039-44.

[22] Dubbelman Y, Groen J, Wildhagen M, Rikken B, Bosch R. The recovery of urinary continence after radical retropubic prostatectomy: a randomized trial comparing the effect of physiotherapist-guided pelvic floor muscle exercises with guidance by an instruction folder only. BJU Int. 2010;106:515-22.

[23] Burgio KL, Goode PS, Urban DA, et al. Preoperative biofeedback assisted behavioral training to decrease post-prostatectomy incontinence: a randomized, controlled trial. J Urol. 2006:196–201.

[24] Parekh AR, Feng MI, Kirages D, et al. The role of pelvic floor exercises on post-prostatectomy incontinence. J Urol. 2003;170:130-33.

[25] Patel MI, Yao J, Hirschhorn AD, Mungovan SF. Preoperative pelvic floor physiotherapy improves continence after radical retropubic prostatectomy. Int J Urol. 2013, 20, 986-92.

[26] Sueppel C, Kreder K, See W. Improved continence outcomes with preoperative pelvic floor muscle strengthening exercises. Urol Nurs. 2001;21:201-10.

[27] Chang JI, Lam V, Patel MI. Preoperative Pelvic Floor Muscle Exercise and Postprostatectomy Incontinence: A Systematic Review and Meta-analysis. European Urology. 2016;69:460-467.

[28] Hunter K, Moore K, Glazener C. Conservative management for postprostatectomy urinary incontinence. Cochrane Database of Systematic Reviews 2007;(1):CD001843.

[29] MacDonald R, Fink H, Huckabay C, Monga M, Wilt T. Pelvic floor muscle training to improve urinary incontinence after radical prostatectomy: a systematic review of effectiveness. BJU. 2007;100:76-81.

3.3 Urologische Karzinome: Harnblasenkarzinom

Julia Neudecker, Freerk T. Baumann

3.3.1 Epidemiologie

Das Harnblasenkarzinom ist eine maligne, epitheliale Neoplasie, die die Wand der Harnblase und die ableitenden Harnwege befällt. Häufig können auch mehrere Stellen gleichzeitig betroffen sein. Als zweithäufigster Urogenitaltumor lag 2012 in Deutschland die Inzidenzrate eines invasiven Harnblasentumors bei etwa 15.400 Neuerkrankungen und wird prognostisch die nächsten Jahre weiter ansteigen. In diesem Kontext sind etwa ein Viertel der Patienten Frauen [1]. Die altersstandardisierte Erkrankungsrate ist bei den Männern seit den 1990er Jahren deutlich rückläufig, was wahrscheinlich auf eine Verringerung des Tabakkonsums zurückzuführen ist. Frauen erkranken deutlich geringer an einem Harnblasenkarzinom, dabei verläuft die altersstandardisierte Erkrankungsrate über die Jahre hinweg konstant. Das mittlere Erkrankungsalter liegt derzeit bei 74 Jahren bei den Männern, bei 76 Jahren bei den Frauen und steigt mit zunehmendem Alter stetig an [1]. Die standardisierte Sterberate, wie auch die Erkrankungsrate ist bei den Männern seit den 1990er Jahren rückläufig.

Bei den Frauen verlief sie über die Jahre hinweg im Vergleich zur Erkrankungsrate gleichermaßen konstant, wobei auch hier die Werte deutlich niedriger als bei den Männern liegen. Die relative 5-Jahres-Überlebensrate erfasst 58 % bei den Männern und 48 % bei den Frauen. Die relative 10-Jahres-Überlebensrate liegt bei den Männern noch bei 52 %, bei den Frauen bei 44 %, was mit einem größeren Anteil an frühen T 1-Tumoren bei den Männern im Vergleich zu den Frauen korrespondiert [1].

3.3.2 Ätiologie

Die Ätiologie des Harnblasenkarzinoms lässt sich auf verschiedene Faktoren bezüglich Lebensstil und Umwelt zurückführen. Der Tabakkonsum ist ein wesentlicher Risikofaktor bei der Entstehung eines Blasentumors, wobei auch das Passivrauchen das Risiko erhöht. Unabhängig davon besteht ein eindeutig belegter Zusammenhang zwischen einigen chemischen Stoffen, z. B. aromatischen Aminen und der Entstehung eines Harnblasenkarzinoms. Diese Karzinogene sind für bestimmte Berufsgruppen von Bedeutung, jedoch werden sie inzwischen in Europa zum größten Teil nicht mehr verwendet. Berufsbedingte Harnblasenkarzinome werden einzig durch die lange Latenzzeit noch heute registriert. Des Weiteren sind Luftverschmutzung und eine erhöhte Arsen- und Chromkonzentration im Trinkwasser weitere Risikofaktoren für eine Harnblasenneoplasie [1].

Zytostatika sowie Bestrahlung steigern während einer Krebstherapie das Risiko einer Tumorentwicklung in der Harnblase nachweislich. In diesem Kontext werden noch weitere Medikamente diskutiert. Ausreichend belegt ist hingegen die Risikoerhöhung für ein Harnblasenkarzinom bei chronisch entzündlichen Schädigungen der Blasenschleimhaut [1]. In Bezug auf eine genetische Prädisposition werden familiäre Häufungen beobachtet, wobei die Empfindlichkeit gegenüber Karzinogenen erhöht ist [1].

3.3.3 Medizinische Therapie

Die Harnblase (Vesica urinaria) ist ein dehnbares Hohlorgan, dass mit der Harnröhre (Urethra) den unteren Harntrakt bildet. Durch das Zusammenspiel mit dem Blasenschließmuskel (M. urethralis) wird der Urin gespeichert und bei Bedarf nach außen transportiert, um den Körper zu entgiften. Eine maligne Neoplasie der Harnblase entsteht in der Blasenschleimhaut (Urothelzellen), von der sich der Tumor in späteren Stadien in die tiefen Schichten der Blase und über das ganze Organ hinweg ausbreiten kann. Befindet sich das Karzinom noch in dem Urothelzellgewebe, ist von einem nicht-muskelinvasiven Harnblasenkarzinom auszugehen. Muskelinvasive Karzinome sind in die Muskelschicht der Harnblase eingewachsen und haben das der Blase umgebende Fett- und Bindegewebe erreicht. Über die Blase hinaus können angrenzende Organe befallen werden und sich Metastasen bilden [2].

Die medizinischen Therapieoptionen eines Harnblasenkarzinoms sind abhängig von dem Tumorstadium und dem Alter der Patienten [3]. Bei einem nicht-muskel-invasiven Karzinom wird primär organerhaltend eine endoskopische, transurethrale Blasentumorresektion vorgenommen. Grundlegend können bei einer Resektion therapiebedingte Nebenwirkungen wie Blasenreizungen, blutiger Urin oder Inkontinenz in den ersten postoperativen Tagen auftreten. In seltenen Fällen entstehen größere Verletzungen der Blase oder stärkere Blutungen [2].

Da bei einer transurethralen Tumorresektion immer einzelne Tumorzellen zurückbleiben können und diese eine Gefahr für eine Rezidivbildung darstellen, wird häufig postoperativ eine lokale, adjuvante Chemo- oder Immuntherapie (Installationstherapie) durchgeführt. Bei der lokalen Chemotherapie werden über einen Blasenkatheter bis zu 24 h nach der Operation Zytostatika direkt in die Blase gegeben. Diese Therapieoption wird bei Patienten mit wenig aggressivem Tumorgewebe und niedrigem Rückfallrisiko angewendet. Für die Immuntherapie wird der gegen Tuberkulose entwickelte, abgeschwächte Erreger Bacillus Calmette-Guerin intravesikal eingeführt, der die Immunreaktion stimuliert. Diese Therapieform wird bei Betroffenen mit erhöhtem Rezidivrisiko gewählt. Im Gegensatz zur Chemotherapie hat die Immuntherapie stärkere Nebenwirkungen zur Folge. Es kann eine Blasenentzündung mit leichtem Fieber, Unwohlsein, Übelkeit und grippeähnlichen Beschwerden entstehen. Diese Symptomatik zeigt eine erwünschte Immunreaktion [3],[4],[5].

Bei einem muskelinvasiven Harnblasenkarzinom oder nicht-muskelinvasiven Rezidiv hohen Risikos gilt die radikale Zystektomie mit künstlicher Harnableitung als Goldstandard in der Therapie dieser Krebsentität. Dabei werden das ganze Organ und unmittelbare Nachbarorgane entfernt. Eine neoadjuvante Chemotherapie in Kombination mit der Zystektomie senkt das Rezidivrisiko schon vor der Operation [5]. Eine partielle Zystektomie wird seltener angewendet, wonach eine lebenslange Tumorkontrolle erfolgen muss [4]. Nach einer Zystektomie mit künstlicher Harnableitung können starke Nebenwirkungen auftreten. Schmerzen, Harninkontinenz und sexuelle Dysfunktion werden häufig konstatiert. Ebenso sind Körperbildveränderungen, Schlafstörungen sowie Einschränkungen der körperlichen Funktionsfähigkeit mögliche Folgen einer operativen Entfernung der Harnblase. Diese Einschränkungen können sich negativ auf das Wohlbefinden und die Lebensqualität der Patienten auswirken [6]. Als Alternative zu einer Zystektomie kommt bei nicht-operablen Patienten mit einer kleinen Tumorgröße eine Resektion mit anschließend simultaner Chemoradiotherapie in Frage. Bei dieser trimodalen Behandlung wird die Bestrahlung durch Verabreichung zusätzlicher Medikamente wirksamer. Einige Zytostatika verstärken bekanntlich die Strahlenwirkung in den Tumorzellen, wenn sie simultan verabreicht werden. Generell lässt sich die Gesamtmortalität deutlich reduzieren, wenn diese Behandlungsoptionen in Abhängigkeit der Tumorcharakteristik miteinander optimal kombiniert werden. Patienten mit einer Multimorbidität können auch nur mit einer

Strahlentherapie behandelt werden [2],[7]. Für die Behandlung muss der Patient in ausreichender körperlicher Verfassung sein, da sich die Nebenwirkungen gegenseitig verstärken. Mögliche akute Auswirkungen sind erschwerte Miktion und vermehrter Harndrang, krampfartige Beschwerden sowie Entzündungen im Enddarmbereich. Langfristig kann eine Blasenfibrose entstehen, die als Schrumpfblase weniger Volumen aufnehmen kann. Durch gereizte Blasenschleimhäute sind vermehrte Miktion und eine Radiozystitis die Folge. Bei einer reinen Strahlentherapie treten häufig Rötungen der Haut im Strahlenfeld und Entzündungen der Blasenschleimhaut auf. Langfristig kann sich die Blasenschleimhaut verhärten und vernarben [2].

Ist der Tumor bereits in die Becken- oder Bauchwand eingedrungen, hat der Krebs ein fortgeschrittenes Stadium erreicht. Lymphknoten- oder einzelne gut zugängliche Fernmetastasen außerhalb der Harnwege können noch operativ durch eine transurethrale Resektion entfernt werden, wenn eine neoadjuvante Chemotherapie zur Tumorverkleinerung durchgeführt wurde. Lässt sich jedoch das Krebsgewebe nicht vollständig entfernen, wird eine systemische Therapie bevorzugt. Die adjuvante Chemotherapie soll vorangegangene lokale Therapien konsolidieren und noch vorhandene Tumorresiduen zerstören. Bei Knochenmetastasen kann eine Antikörpertherapie in den Knochenstoffwechsel eingreifen und eine lokale Strahlentherapie schmerzlindernd wirken. Zudem wird eine Bestrahlung gegen Tumorblutungen eingesetzt [2],[4].

Neben der körperlichen Belastung sind die psychischen Belastungen nicht minder bedeutend für die Lebensqualität. Nach einer Zystektomie müssen die Patienten mit einer Neoblase oder einem kontinenten Stoma im Alltag zurechtkommen. Der Urinbeutel am Bauch wirkt häufig befremdlich und hemmend, die Haut um die Öffnung ist oftmals empfindlich. Der sichere Umgang mit der neuen Harnableitung im Alltag muss erst erlernt werden. Zudem ist die Angst vor Inkontinenz allgegenwärtig. Sexuelle Funktionsstörungen infolge einer Zystektomie wie auch einer Strahlentherapie können sich beim Mann in Form von Impotenz äußern. Bei Frauen werden im Rahmen einer Zystektomie oftmals auch der untere Teil der Urethra, der Uterus, Eierstöcke und Eileiter entfernt. Der Körper produziert kaum noch weibliche Geschlechtshormone, was im gebärfähigen Alter einen vorzeitigen, künstlichen Beginn des Klimakteriums bedeutet.

Insgesamt kann die psychische und seelische Verarbeitung der neuen Situation Scham, Unsicherheit, Ängste und Depressionen auslösen, die Partnerschaft stark belasten und zur körperlichen Inaktivität führen [2].

3.3.4 Bewegungstherapeutische Interventionen in der Prähabilitation beim Harnblasenkarzinom

Zieldefinition und Aufgabenfeld beim Harnblasenkarzinom:
Neben dem Ziel die Mortalitätsrate zu senken, steht vor allem die Verbesserung der Harninkontinenz und die Steigerung der Lebensqualität im Fokus der Krebstherapie. Therapiebedingte Nebenwirkungen können das Leben der Patienten stark beeinflussen. Supportive Therapien sind daher notwendig, um die körperliche Funktionsfähigkeit und damit die gesundheitsbezogene Lebensqualität zu fördern. Folglich könnte die Morbiditätsrate gesenkt werden. Im Sinne eines Kontinenztrainings ist die Bewegungstherapie eine Möglichkeit supportiv die Karzinombehandlung positiv zu beeinflussen [6].

Im Vergleich zu anderen Krebsentitäten ist die Datenlage über die Durchführbarkeit und Effektivität bewegungstherapeutischer Interventionen für Patienten mit einem Harnblasenkarzinom recht gering. Aktuell gibt es wahrscheinlich nur eine aussagekräftige Studie [8], die die Effekte eines rein rehabilitativen Bewegungsprogramms nach einer kurativen Therapie mittels radikaler Zystektomie untersucht. In dieser randomisiert-kontrollierten Pilotstudie über die Durchführbarkeit und die Effektivität eines postoperativen Trainingsprogrammes zeigte sich nach 12 Wochen eine signifikante Verbesserung der funktionellen Kapazität (Gehstrecke im 6-Minuten-Gehtest). Bezüglich der Gleichgewichtsfähigkeit und der Muskelkraft der unteren Extremitäten wurden keine signifikanten Unterschiede evaluiert. Die Intervention umfasste ein Ausdauer-, ein Kräftigungs-, ein Gleichgewichts- und ein Beweglichkeitsprogramm.

Bei Prostatakarzinompatienten wurde in wissenschaftlichen Studien bereits gezeigt, dass ein gezieltes Beckenbodentraining nach radikaler Prostatektomie zu einer Verbesserung der Kontinenzsituation beitragen kann [9] (siehe Kap. 3.2). Bei ähnlicher Symptomatik ist es naheliegend, dass Patienten mit einem Harnblasenkarzinom gleichermaßen von einem rehabilitativen Beckenbodentraining profitieren können wie Patienten mit einem Prostatakarzinom.

Prähabilitative Interventionen finden in der Behandlung von Harnblasenkarzinompatienten eine untergeordnete Rolle, da die prähabilitative Datenlage in diesem Kontext kaum aussagekräftig ist. Es können beim Harnblasenkarzinom relevante Ziele verfolgt werden, die nur zum Teil untersucht wurden.

Die Prähabilitation kann somit beim Harnblasenkarzinom die Zeit **vor der Operation, vor der Chemotherapie** und **vor der Bestrahlung** bezeichnen, um die Patienten aus physischer wie auch psychischer Sicht durch gezielte Trainingsinterventionen zu stabilisieren oder ihre Situation zu verbessern. Folglich geht eine gesteigerte funktionale Leistungsfähigkeit mit einer verringerten Morbidität einher.

Somit können folgenden Ziele beim Harnblasenkarzinom formuliert werden:
– Verhinderung von Bewegungsmangelsymptomen (Atrophien, Adhäsionen etc.)

- Verhinderung von Chemotherapie und/oder Bestrahlung und/oder OP induzierten Nebenwirkungen, die das Bewegungsverhalten beeinflusst (Fatigue, Übelkeit, PNP etc.)
- Harninkontinenz-Prophylaxe
- Durchblutungsförderung der zu operierenden bzw. zu bestrahlenden Region
- Aktivierung von Wundheilungsmechanismen
- Förderung von Regenerationsprozessen (u. a. kürzere Harninkontinenzzeit)
- Reduzierung von Wundheilungsstörungen
- Verhinderung von Infektionen
- Psychische Stabilisierung
- Reduzierung der Krankenhaustage

3.3.5 Bewegungstherapeutische Prähabilitation beim Harnblasenkarzinom

Um die prähabilitative Wirksamkeit abzubilden, wurden randomisierte kontrollierte Studien (RCT) und kontrollierte Studien (CT) zum Themenkomplex eingebunden. Es wurden nur Originalarbeiten eingeschlossen, bei denen kein multimodales Interventionsprogramm z. B. mit Psychoonkologie oder Pharmakotherapie durchgeführt wurde. Studien mit Diäten oder ergänzender Ernährung mussten in der Interventions-, wie auch Kontrollgruppe gleiche Vorgaben einhalten, sodass ein nutritiver Effekt ausgeschlossen werden kann. Das Bewegungsprogramm kann supervidiert begleitet oder ohne Supervision durchgeführt werden. Publikationen im oder vor dem Jahr 2000 waren ebenfalls Exklusionskriterien der Literaturanalyse. Insgesamt wurden vier Studien [10],[11],[12],[13] mit einem RCT-Design eingeschlossen, wobei drei Studien [10],[11],[12] als Teilstudie veröffentlicht wurden (Tab. 3.5). Alle Publikationen wurden in verschiedenen Ländern zwischen den Jahren 2013 und 2016 publiziert. Es haben insgesamt 137 Probanden als Interventions- oder Kontrollgruppe teilgenommen, wovon 107 Probanden an drei Studien beteiligt waren. Alle Studien untersuchten, ob eine präoperative Trainingsintervention einen postoperativen Benefit auf die körperliche Funktionsfähigkeit und die gesundheitsbezogene Lebensqualität bewirken kann, die dadurch mit einer verringerten Morbiditätsrate einhergeht.

Therapeutische Bewegungsprogramme

Jensen et al. 2014 [10] untersuchten in der ersten Teilstudie den Effekt eines prähabilitativen Bewegungsprogrammes in der Interventionsgruppe im Vergleich zu einer nicht trainierenden Kontrollgruppe bzgl. der postoperativen gesundheitsbezogenen Lebensqualität. Präoperativ bekam die Interventionsgruppe Informationen über Mobilisation, Krafttraining, Lebensstil und Ernährung. Über verschiedene Fragebogeninventare wurden zu Beginn die globale Lebensqualität und spezifische Symptome bei einem Harnblasenkarzinom evaluiert. Zwei Wochen vor der radikalen

Zystektomie mit muskelinvasivem Harnblasenkarzinom oder nichtmuskelinvasivem Harnblasenkarzinom hohen Risikos wurden den Probanden durch ein spezialisiertes Physiotherapeutenteam ein standardisiertes Trainingsprogramm vorgestellt, das zu Hause zweimal am Tag durchgeführt werden sollte. Dieses Programm umfasste 15 Minuten Training auf einem Stepptrainer und 6 verschiedene Kraft- und Ausdauerübungen. Das Programm wurde individuell gesteigert und die Anzahl der Trainingseinheiten sowie Wiederholungen in einem Tagebuch dokumentiert. Beide Gruppen erhielten präoperativ die Standardbehandlung, die ein Ernährungsscreening und eine Ernährungsberatung, eine Schulung zu Lebensstilfragen und die postoperative Versorgung beinhaltete. Ein Abend vor der Operation musste das Rektum geleert, ab Mitternacht gefastet und 4 Stunden vor der Operation ein flüssiges Kohlenhydratloading durchgeführt werden. Postoperativ wurde ebenfalls in beiden Gruppen eine Standardbehandlung mit Schmerzmedikation, Thromboseprophylaxe und Kontrolle der Kalorienzufuhr vorgenommen. In der Interventionsgruppe kam in den ersten 7 Tagen postoperativ ein Mobilisationsprogramm zur Anwendung. Ebenfalls wurde in der ersten postoperativen Woche ein progressives supervidiertes Trainingsprogramm zweimal am Tag à 30 Minuten durch einen Physiotherapeuten durchgeführt, das Kraft-, Ausdauertraining, Atem- und Kreislaufübungen beinhaltete. Jede Einheit wurde im Tagebuch notiert. Die Kontrollgruppe führte postoperativ zusätzlich zur Standardbehandlung eine standardisierte Mobilisation durch, die aus einer täglichen Walkingeinheit mit einem Physiotherapeuten bestand.

In der zweiten Teilstudie wurde der Fokus bei gleicher Trainingsintervention auf den Effekt bezüglich der postoperativen physischen Aktivität gelegt [11]. Das präoperative Interventionsprogramm ist im großen Rahmen der Teilstudie von Jensen et al. 2014 [10] zu entnehmen.

Zu einem späteren Zeitpunkt wurde in der dritten Teilstudie von Jensen et al. 2016 [12] das reine prähabilitative Trainingsprogramm bezüglich Wirkung und Durchführbarkeit der Intervention genauer fokussiert. Das präoperative Interventionsprogramm ist auch hier der Teilstudie von Jensen et al 2014 [10] zu entnehmen. Die präoperativen Trainingseinheiten der Interventionsgruppe wurden neben dem Stepptraining und der Mobilisation für die 6 Kraft- und Ausdauerübungen durch Treppen steigen, Übungen zur Ganggeschwindigkeit und Stuhlhebegymnastik genauer beschrieben. Die täglichen Leistungen wurden ebenso im Tagebuch dokumentiert.

Banerjee et al. [13] untersuchten die Durchführbarkeit eines präoperativen Trainingsprogramms und dessen Einfluss auf die kardiopulmonale Leistungsfähigkeit vor einer radikalen Zystektomie. Die Interventionsgruppe begann 4 Wochen vor der Operation mit einem supervidierten Trainingsprogramm zweimal wöchentlich. Die Kontrollgruppe bekam eine Standardbehandlung. Insgesamt wurden alle Patienten kurativ mittels radikaler Zystektomie therapiert.

Physiologische Ergebnisse

Die hier dargestellten Studien [10],[11],[12],[13] konnten alle einen Benefit für prähabilitatives Training feststellen. Die Studie von Banerjee et al. [13] sollte durch den Bezug einzig auf das Abstract eines Studienvortrags und einer deutlich geringeren Probandenzahl im weiteren Verlauf mit Vorsicht betrachtet werden. Alle Ergebnisse beziehen sich auf die Interventionsgruppe und stehen im Vergleich zur Kontrollgruppe.

Hinsichtlich physiologischer Parameter konnten in drei Studien [11],[12],[13] positive Effekte verzeichnet werden. Bei Jensen et al. [12] wurde einen Tag vor der Operation eine gesteigerte Muskelkraft konstatiert. Banerjee et al. [13] stellten im gleichen Zeitraum einen positiven Effekt auf die kardiopulmonale Leistungsfähigkeit durch die gesteigerte VO2max fest. Bei Jensen et al. [11] war bezüglich der funktionellen Kapazität die Ausführung von Alltagsaktivitäten (ADL) postoperativ einen Tag früher wieder möglich. Ebenso wurde nach 7 Tagen postoperativ ein höherer Mobilisationsgrad durch eine längere Gehdistanz festgestellt. Diesbezüglich zeigte sich auch eine Tendenz einer längeren Zeit außerhalb des Bettes.

Lebensqualität

Positive Effekte hinsichtlich der Lebensqualität wurden nur in einer Studie untersucht [10]. Es konnten zwar keine Effekte auf die globale Lebensqualität festgestellt werden, jedoch auf einzelne Parameter wie Atemnot und Schlaflosigkeit.

Bezüglich psychologischer Parameter evaluierte nur eine Studie [10] positive Effekte zur Lebensqualität. Nach 4 Monaten postoperativ wurden geringere Symptome einer Dyspnoe, einer Verstopfung und einer Flatulenz konstatiert (EORTC QLQ-C 30). Es wurden stärkere Schlafstörungen verzeichnet, die durch bestimmte Zeiten der nächtlichen Entleerung des Reservoirs bedingt waren (EORTC QLQ-C 30). Symptome bei der Katheternachsorge zeigten sich bei Probanden mit einer Neoblase verstärkt (EORTC QLQ-BLM 30, EORTC QLQ-BLS 24). Mit einem kontinenten Reservoir berichteten weniger Probanden urologische Symptome (EORTC QLQ-BLM 30, EORTC QLQ-BLS 24). Keine signifikanten Unterschiede konnten bezüglich der globalen Lebensqualität, der körperlichen, der emotionalen und der sozialen Funktion festgestellt werden (EORTC QLQ-C 30). Erbrechen, Diarrhö, Schmerzen und Appetitlosigkeit waren ebenfalls nicht signifikant (EORTC QLQ-C 30). Bei der Patientenzufriedenheit bezüglich des Klinikaufenthalts konnten in keinem Parameter Unterschiede zwischen den Gruppen festgestellt werden. Weitere tendenzielle Unterschiede bezüglich einer schwachen Rollenfunktion, einer schlechten kognitiven Funktion und eines positiven Körperbildes wurden verzeichnet (EORTC QLQ-C 30, EORTC QLQ-BLM 30, EORTC QLQ-BLS 24). Darüber hinaus konnten Tendenzen einer ausgeprägteren Fatigue, einer stärkeren Stomaproblematik und einer höheren sexuellen Aktivität festgestellt werden (EORTC QLQ-C 30, EORTC QLQ-BLM 30, EORTC QLQ-BLS 24). Drei Studien [11],[12],[13] eruierten keine Daten zur Lebensqualität.

Weitere Parameter

In weiteren Parametern konnten weder Jensen et al. [11] zur Länge des postoperativen Krankenhausaufenthalts, noch Jensen et al. [12] zum Einfluss auf die Durchführbarkeit der Intervention signifikante Unterschiede feststellen. Beide Studien konnten jedoch mit jeweils 75 % eine zufriedenstellende Adhärenz nachweisen. Hinsichtlich der postoperativen Komplikationen konnten Jensen et al. [11] bei der Komplikationsinzidenz und -stärke nach 90 Tagen sowie bei der Wiedereingliederung in die Intervention nach 30 Tagen keine Unterschiede feststellen. Banerjee et al [13] konnte keine Nachteile einer Gruppe aufdecken.

Tab. 3.5: Eingeschlossene Studien Harnblasenkarzinom.

Autoren	Probanden	Design	Trainingssteuerung	Ergebnisse
Jensen et al. 2014 [10]	n = 107; IG: 50, KG: 57	RCT	IG: 2 Wo Prä-OP: Eigenständig zu Hause 2×/ Woche 15 min AT (Stepper), 6 Übungen ADT + KT, individuelle Steigerung; post-OP: ersten 7 Tage 30 min progressives Trainingsprogramm (AT, KT, AÜ, KLT), IG+KG post-OP: Mobilisationstraining	EORTC QLQ-C 30: Atemnot, Verstopfung: IG vs. KG ↓, Schlaflosigkeit: KG vs. IG ↓, globale Lebensqualität, körperliche, emotionale, soziale Funktion, Erbrechen, Diarrhö, Schmerzen, Appetitlosigkeit: IG vs. KG n.s., Rollenfunktion, kognitive Funktion: IG vs. KG n.s., Tendenz ↓, Fatigue: KG vs. IG: n.s., Tendenz ↑ 4mo post-OP; EORTC QLQ-BLM 30, EORTC QLQ-BLS 24: Flatulenz, Urologische Probleme: IG vs. KG ↓, Katheternachsorge: IG vers. KG ↑, Zukunftsperspektive: IG vs. KG n.s, sexuelle Aktivität / Interesse, Körperbild: IG vs. KG n.s., Tendenz ↑, Stomaproblematik: IG vs. KG n.s., Tendenz ↓ 4mo post-OP; IN-PATSAT 32: IG vs. KG n.s., Verfügbarkeit der Krankenschwester: IG vs. KG: IG Tendenz ↑
Jensen et al. 2015 [11]	n = 107; IG: 50, KG: 57	RCT	IG: 2 Wo Prä-OP: Eigenständig zu Hause 2×/ Woche 15 min AT (Stepper), 6 Übungen ADT + KT, individuelle Steigerung; post-OP: ersten 7 Tage 30 min progressives Trainingsprogramm (AT, KT, AÜ, KLT); IG+KG post-OP: Mobilisationstraining	Länge Krankenhausaufenthalt: IG vs. KG n.s.; Komplikationen: IG+KG: 40 % ohne Komplikationen 90 Tage post-OP; Komplikationsinzidenz, Komplikationsstärke: IG vs. KG n.s., Wiederaufnahme: IG vs. KG n.s.; Durchhaltevermögen: IG+KG: 100 % Level: 55 %, 75 % Level: 59 %, 50 % Level: 68 %; Mobilisationslevel: Gehstrecke: IG vs. KG ↑; Zeit außerhalb des Bettes: IG vs. KG n.s., Tendenz ↑ 7 Tage post-OP; ADL: Katz Index Score: IG vs. KG ↑ 7 Tage post-OP

Tab. 3.5: Fortsetzung.

Autoren	Probanden	Design	Trainingssteuerung	Ergebnisse
Jensen et al. 2016 [12]	n = 107; IG: 50, KG: 57	RCT	IG: 2 Wo Prä-OP: Eigenständig zu Hause 2×/Woche 15 min AT (Stepper), 6 Übungen ADT + KT, individuelle Steigerung Beinkrafttest über Beinextension 2 Wochen prä-OP + 1 Tag prä-OP	Durchhaltevermögen: IG+KG: >75 % Level: 66 %; Muskelkraft: IG vs. KG ↑ 1 Tag prä-OP
Banerjee et al. 2013 [13]	n = 30	RCT	IG: 4 Wo Prä-OP supervidiertes Training 2×/Wo; KG: prä-OP: Standardbehandlung (keine weiteren Angaben)	Kardiopulmonale Leistungsfähigkeit: VO2max: IG vs. KG ↑; benachteiligte Ereignisse: IG vs. KG (nicht vorhanden)

3.3.6 Fazit

Insgesamt konnten positive Auswirkungen von prähabilitativen Bewegungsinterventionen auf therapiebedingte Nebenwirkungen verzeichnet werden. Dies zeigt einen signifikant positiven prä- und postoperativen Effekt auf physiologische Parameter, die mit einer verringerten Morbiditäts- und Komplikationsrate nach 4 Monaten einhergehen [10]. Ein langfristiger Effekt nach mehr als 4 Monaten wurde nicht untersucht.

Trainingspensum

Studien mit einem Einfluss auf die verschiedenen physiologischen Parameter, wie Mobilitätslevel, Muskelkraft, VO2max und ADL, führten ein Training entweder zweimal am Tag für 2 Wochen zu Hause [11],[12] oder zweimal die Woche für 4 Wochen [13] (weitere Angaben fehlen) durch. Demnach ist präoperativ eine kürzere Interventionsphase mit mehr Trainingseinheiten im Vergleich zu einer längeren Phase mit weniger Einheiten genauso effektiv für eine gesteigerte körperliche Funktionsfähigkeit nach einer radikalen Zystektomie. Jensen et al. [12] betonen, dass 10 bis 14 Interventionstage für positive Effekte ausreichen würden.

Wirksamkeit

Jensen et al. [12] belegten eine hohe Wirksamkeit der Intervention durch die gesteigerten Kraftwerte und Banerjee et al. [13] berichteten eine gute Toleranz für das Bewegungsprogramm. Bei beiden Studien war die Durchführbarkeit sicher und zufriedenstellend.

Die aktuelle Datenlage verdeutlicht, dass nur relativ wenige wissenschaftliche Studien zur Durchführbarkeit und Wirksamkeit bewegungstherapeutischer Interventionen bei einem Harnblasenkarzinom existieren. Die vorliegenden Studien zeigen, dass prähabilitatives Kraft- und Ausdauertraining durchführbar sind und sich positiv auf die postoperative körperliche Funktionsfähigkeit und die gesundheitsbezogene Lebensqualität auswirken. Folglich kann die Morbiditätsrate verringert werden. Die hier dargestellten positiven Ergebnisse können insbesondere zum Ende der präoperativen Phase [12],[13] und 7 Tage nach der Operation [11] festgestellt werden. Zu Langzeiteffekten kann demnach bislang keine Aussage getroffen werden. Die Durchführbarkeit und Sicherheit von Prähabilitation konnte jedoch bestätigt werden. Es zeigte sich eine hohe Wirksamkeit und Toleranz der Interventionen [12],[13].

Die beschriebenen Studien sind durch die Teilstudien recht homogen, jedoch können lediglich zwei verschiedene Trainingsprogramme im Rahmen der Studienreihe von Jensen et al. [10],[11],[12] mit der Studie von Banerjee et al. [13] verglichen werden. Zusätzlich geben Jensen et al. [10],[11],[12] keine genauen Details zu den einzelnen Übungen an, bei Banerjee et al. [13] fehlen gänzlich Angaben zu dem gesamten Interventionsregime. Ebenso variiert die Anzahl der Probanden. Jede Studie untersuchte verschiedene Parameter, was die Analyse maßgeblich erschwerte. Insgesamt wurde jedoch deutlich, dass ein Interventionsprogramm bei einer längeren Trainingsphase und weniger Trainingseinheiten ebenfalls positive Effekte, wie bei einer kürzeren Phase und mehr Einheiten zeigte [10],[11],[12],[13].

Zukünftig bedarf es weiterer Studien, die detaillierte und einheitliche Bewegungsprogramme vorgeben und die Effekte auch im Rahmen eines supervidierten Trainings in der Klinik untersuchen. Die Ergebnisse zur körperlichen Leistungsfähigkeit und vor allem zur Lebensqualität sollten weiter untersucht werden. Des Weiteren könnte ein präoperatives Kontinenztraining mitunter Gegenstand künftiger Untersuchung sein, um durch speziell erlernte Miktionstechniken die Beckenbodenmuskulatur zu kontrollieren und eine postoperative Inkontinenzproblematik vor allem bei Patienten mit einer Neoblase zu minimieren [6]. Erweiterte Patientenschulungen zur Aufklärung und Förderung der Motivation und verstärkte Supervision für das Training zu Hause sollten zukünftig ergänzend für weitere postoperative Effekte in die präoperative Intervention integriert werden.

Literatur

[1]   Robert-Koch-Institut und Gesellschaft der epidemiologischen Krebsregister e. V. (GEKID). Krebs in Deutschland 2011/2012 – Häufigkeiten und Trends 2015. Berlin, 2015.
[2]   Deutsches Krebsforschungszentrum Hrsg. Harnblasenkrebs: Behandlung und Nachsorge muskelinvasiver Karzinome. Heidelberg, 2017.
[3]   Siegel R, DeSantis C, Virgo K, et al. Cancer treatment and survivorship statistics 2012. CA Cancer J Clin. 2012;62:220-24.
[4]   Deutsche Gesellschaft für Urologie, Hrsg. S 3-Leitlinie Harnblasenkarzinom: Früherkennung, Diagnose, Therapie und Nachsorge. Düsseldorf, 2016.
[5]   Cheung G, Sahai A, Billia M, Dasgupta P, Khan M S. Recent advances in the diagnosis and treatment of bladder cancer. BMC Med. 2013;11:13.
[6]   Becker T, Schega L. Bewegungstherapie in der Behandlung des Harnblasenkarzinoms – eine Übersicht. B & G. 2016;32(02):40-44.
[7]   Frohneberg D. Muskelinvasives Harnblasenkarzinom. Deutsches Ärzteblatt. 2007;104(13):868-72.

[8] Porserud A, Sherif A, Tollbäck A. The effects of a physical exercise programme after radical cystectomy for urinary bladder cancer: a pilot randomized controlled trial. Clinical Rehabilitation. 2014;28:451-59.

[9] Baumann FT, Zopf EM, Bloch W. Clinical exercise interventions in prostate cancer patients – a systematic review of randomized controlled trials. Supportive Care in Cancer. 2012;20:212-233

[10] Jensen BT, Jensen JB, Laustsen S, et al. Multidisciplinary rehabilitation can impact on health-related quality of life outcome in radical cystectomy: secondary reported outcome of a randomized controlled trial. J Multidiscip Healthc. 2014;7:301-11.

[11] Jensen BT, Petersen AK, Jensen JB, Laustsen S, Borre M. Efficacy of a multiprofessional rehabilitation programme in radical cystectomy pathways: a prospective randomized controlled trial. Scand J Urol. 2015;49:133-41.

[12] Jensen BT, Laustsen S, Jensen JB, Borre M, Petersen AK. Exercise-based pre-habilitation is feasible and effective in radical cystectomy pathways—secondary results from a randomized controlled trial. Supp Care Cancer. 2016;24:3325-31.

[13] Banerjee S, Manley K, Thomas L, et al. Preoperative exercise protocol to aid recovery of radical cystectomy: results of a feasibility study. Eur Urol Suppl. 2013;12:125.

3.4 Karzinome des Verdauungstraktes: Kolorektales Karzinom

Philipp Koll, Freerk T. Baumann

3.4.1 Epidemiologie

Das kolorektale Karzinom ist in Deutschland mit insgesamt über 60.000 Neuerkrankungen pro Jahr die zweithäufigste Krebserkrankung der Frau und die dritthäufigste Krebserkrankung des Mannes. Im Jahr 2012, in dem die letzte Erhebung stattfand, erkrankten 33.370 Männer und 27.210 Frauen an Darmkrebs [1].

Seit 2002 sind die Neuerkrankungsraten rückläufig und lagen 2012 bei 55,3/100.000 bei Männern und bei 34,4/100.000 bei Frauen. Die aktuellen Prognosen aus 2016 gehen von einem weiteren Rückgang aus. Das mediane Erkrankungsalter liegt bei Männern bei 72 Jahren und bei Frauen bei 75 Jahren. Etwa 10 % der Erkrankungen treten vor dem 55 Lebensjahr auf. Insgesamt steigt das Risiko an Darmkrebs zu erkranken mit steigendem Lebensalter an.

Die 5-Jahres-Prävalenz lag 2012 bei 116.200 Männern und 97.200 Frauen. Auch wenn die Zahlen rückläufig sind, ist die Sterberate aufgrund des Darmkrebses hoch: 2012 starben noch 25.262 Patienten an Darmkrebs. Das entspricht einer altersstandardisierten Sterberate von 21,3/100.000 bei Männern und 12,7/100000 bei Frauen [1],[2].

Die Lokalisationshäufigkeit der Tumore steigt von proximal nach distal an. So fanden sich etwa die Hälfte der Tumore im Rektum (50 %) wieder, während der Rest auf das Sigmoid (30 %), das Colon descendens und Colon transversum (10 %) und das Colon Ascendens (10 %) verteilt waren [3]. Die 5-Jahres-Überlebensrate des kolorektalen Karzinoms liegt bei 63 %. Nur etwas niedriger liegt die 10-Jahres Überlebensrate mit 57 % bei Männern und 60 % bei Frauen [1].

Die Ätiologie der kolorektalen Karzinome kann grob in die drei Teilbereiche genetische Faktoren (1), chronisch entzündliche Erkrankungen (2) und dem Lebensstil (3) gegliedert werden. Eine genetische Disposition im Zusammenhang mit der Entstehung der Krebserkrankung ist nachgewiesen. Die adenomatösen polyposis Syndrome, das hereditäre nicht-polypöse Kolonkarzinoid Syndrom (HNPCC) und das Auftreten von Kolonkarzinomen im familiären Umfeld, sind dabei mit dem Auftreten des Kolonkarzinoms assoziiert. Die Erkrankungsraten von Patienten mit diagnostiziertem familiärem adenomatösem Polyposis (FAP) Syndrom liegen bei nahezu 100 %. Die Patienten mit HNPCC erkranken mit einer Wahrscheinlichkeit von 50–70 % an einem Kolonkarzinom [4]. Die hohe Zahl und das frühe Auftreten von Adenomen, die im Verlauf entarten, führen bei FAP-Patienten zu einer hohen Entartungswahrscheinlichkeit. Bei dem HNPCC geht man von einer Mikrosatelliteninstabilität in den Tumorzellen aus, die zur bösartigen Entartung führen kann [5]. Tritt ein Kolonkarzinom bei Verwandten ersten Grades auf, ist das Risiko einen Tumor zu entwickeln zwei- bis dreifach erhöht [6].

Zudem werden chronisch entzündlichen Darmerkrankungen (CED) und das sporadische Auftreten von gutartigen Polypen in Form von Adenomen in Assoziation mit dem kolorektalen Karzinom genannt [7]. Die Anzahl, die Größe und die histologische Ausprägung der Polypen steht dabei mit dem Entartungsrisiko im Zusammenhang [8]. Bei den CED spielt die chronische Inflammation der Schleimhaut eine Rolle. Es wird der Einfluss von erhöhten Serum Cyclooxygenase-2 und Prostaglandin E2 Spiegeln auf Tumorsupressorgene diskutiert, die in der Folge die Entartung der vorgeschädigten Zelle nicht mehr verhindern können [9]. Der Prozess der multiplen Mutation von primär gutartigen Neoplasien hin zum Karzinom wird auch Adenom-Karzinom-Sequenz genannt [4].

Des Weiteren spielt auch der Lebensstil eine Rolle bei der Karzinogenese des Kolonkarzinoms. So kommen als Risikofaktoren Übergewicht, Rauchen, erhöhter Alkoholgenuss und der vermehrte Genuss von rotem Fleisch in Betracht [5]. Demnach empfehlen die aktuellen AMWF Leitlinien zur Risikoreduktion ballaststoffreiche Ernährung und körperliche Aktivität [5]. Es konnte gezeigt werden, dass das Risiko ein Kolonkarzinom zu entwickeln bei körperlich aktiven Menschen bis zu 40 % geringer war [10],[11]. Bei Rektumkarzinomen ist die Datenlage zu diesem Punkt nicht eindeutig. Als protektiver Mechanismus von körperlicher Aktivität wird eine verminderte Insulinresistenz diskutiert, die zu niedrigeren Spiegeln des Insulin-like-growth-factor 1(IGF-1) im Serum führt. Der Serum IGF-1 und der Seruminsulinspiegel wird aufgrund epidemiologischer Beobachtungen mit der Karzinogenese des Kolonkarzinoms in Zusammenhang gebracht [10],[12]. Das legt auch die bestehende Korrelation zwischen Diabetes Mellitus Typ 2 und vermehrt auftretenden Kolonkarzinomen nahe [13].

3.4.3 Symptome und Diagnostik

Klinisch tritt das kolorektale Karzinom meist erst spät symptomatisch auf. Neben möglicher B-Symptomatik wie Fieber, Gewichtsverlust und Leistungsabfall ist vor allem Obstipation oder Blutbeimengung im Stuhl von Bedeutung. Das Blut kann entweder makroskopisch sichtbar oder nur durch einen speziellen Test (FOBT) für okkultes Blut nachweisbar sein. Durch eine Verlegung des Kolons oder des Rektums können sogenannte „Bleistiftstühle" oder ungewollter Abgang von Stuhl bei Flatulenz auftreten. Insgesamt ist also häufig eine Veränderung der Stuhlgewohnheiten zu beobachten [4]. Da diese Klinik meist erst in fortgeschrittenen Stadien auftritt, ist eine Früherkennung von Darmkrebs von zentraler Bedeutung. Deshalb wird eine Vorsorgekoloskopie bei Patienten ohne Risikofaktoren ab dem 50. Lebensjahr für jeden Menschen empfohlen [5]. Die Koloskopie mit Gewebeentnahme ist auch diagnostisch der Goldstandard und wird bei entsprechendem Befund durch Ausbreitungsdiagnostik ergänzt. Dazu gehört eine komplette Koloskopie, eine Sonographie des Abdomens, ein Röntgenbild des Thorax und eine Bestimmung des Tumormarkers CEA zur Verlaufskontrolle. Im Falle eines Rektumkarzinoms sollte zusätzlich eine starre Rektoskopie, ein MRT des Beckens sowie eine rektale Endosonographie durchgeführt werden. Als nicht-invasive Diagnostik sollte eine digital-rektale Untersuchung durchgeführt werden, die eine erste Aussage über Größe und Lage eines Rektumkarzinoms erlaubt [5].

3.4.4 Therapieoptionen und deren Nebenwirkungen

3.4.4.1 Operation

Die Ermittlung einer adäquaten Therapie bei Patienten mit kolorektalen Karzinomen ist komplex und sollte von multidisziplinären Tumorkonferenzen geplant werden. Die einzige kurative Therapie des Kolonkarzinoms ist die radikale operative Resektion des Tumors, inklusive des betroffenen Lymphsystems [14]. Des Weiteren kann sich in vielen Fällen nach der Resektion eine adjuvante Chemotherapie anschließen. Bei Rektumkarzinomen kommt auch eine neoadjuvante Radiochemotherapie in Betracht [5].

Grundlage für jede Therapieplanung ist eine gesicherte Diagnostik mittels Biopsie sowie eine umfassende Ausbreitungsdiagnostik. Die Ergebnisse der Diagnostik lassen eine klinische Klassifikation der Tumorerkrankung zu. Darauf folgend sollte bei nicht metastasierten Karzinomen eine zeitnahe Resektion geplant werden. Ist der Tumor nicht mehr lokal begrenzt sollte eine Therapieplanung in einer multidisziplinären Tumorkonferenz erfolgen [5]. Neben den üblichen Teilnehmern einer Tumorkonferenz sollte auch ein Leberchirurg anwesend sein, da eine frühzeitige Resektion von Lebermetastasen das Langzeitüberleben verbessern kann [15].

Die Resektion erfolgt standardisiert je nach Lage des Tumors in sogenannter No-Touch Technik, um eine Verschleppung von Tumorzellen in die Bauchhöhle zu ver-

meiden. Nach der Resektion des Tumorareals gibt es verschiedene Anastomosearten
[5]. Eine Anastomose erfolgt jedoch häufig bei tief sitzenden Rektumkarzinomen
nicht direkt, sondern nach temporärer Anlange eines protektiven Ileo- oder Colos-
tomas, um eine primäre Anastomoseninsuffizienz zu vermeiden [5],[16]. Die Anastomoseninsuffizienz ist eine häufige Komplikation nach einer kolorektalen Operation.
Weitere Folgen der Operation sind Sepsis, Pneumonie, intraabdominelle Abszesse,
Wundinfektionen, Peritonitis oder Darmverschlüsse [17],[18].

3.4.4.2 Chemotherapie

Als weitere Säule der Therapieoptionen steht auch bei kolorektalen Karzinomen die
Chemotherapie zur Verfügung. Beim Kolonkarzinom kommt die Chemotherapie nur
als adjuvante Therapie in Betracht. Nach den aktuellen interdisziplinären Leitlinien
ist dabei eine adjuvante Therapie nach R0-Resektion im Tumorstadium UICC III, also
mit Lymphknotenbefall, indiziert. Im Tumorstadium UICC II kann eine adjuvante
Therapie erwogen werden, insbesondere dann, wenn der Lymphknotenstatus histologisch nicht sicher eruierbar ist [5].

Für das Rektumkarzinom hingegen kommt eine neoadjuvante Radiochemotherapie (NARCT) in Betracht. Die NARCT wird für die UICC Stadien II und III des
rektalen Karzinoms empfohlen, da die Rate an Lokalrezidivieren deutlich reduziert
werden kann [19]. Die gute Wirksamkeit der Radiotherapie soll dabei durch den Einsatz von 5-Floururacil, ggf. in Verbindung mit Folinsäure, unterstützt werden. Neu-
este Erkenntnisse weisen auf eine noch bessere Wirksamkeit mit einer zusätzlichen
Anwendung neuer Chemotherapeutika wie Oxiplatin, Capecitabin oder Irinotecan
hin. Phase II Studien ergaben Komplettremissionsraten unter NARCT von bis zu 30 %
[20]. Adjuvant sollte 4–6 Wochen nach der Operation die gleiche Radiochemotherapie
in den UICC Stadien II und III erfolgen, sofern die Patienten keine NARCT erhalten
haben. Stadienunabhängig sollen alle Patienten die eine NARCT erhielten auch adjuvant mit 5-Floururacil behandelt werden [5].

West et al. untersuchten 2014 die Auswirkungen von NARCT auf die körperliche
Leistungsfähigkeit der Probanden und fanden heraus, dass die kardiopulmonale
Leistungsfähigkeit deutlich sank. Weiter diskutierten West et al. damit einhergehende
schwerwiegendere postoperative Komplikationen, die aktuell weiter untersucht werden [21]. Als weitere Nebenwirkungen der NARCT wurden unter anderem eine verminderte Lebensqualität, Übelkeit, Diarrhoe und die Einschränkung der Sexualfunktion
festgestellt [22].

3.4.4.3 Metastasen

Am häufigsten finden sich Metastasen von kolorektalen Karzinomen in der Leber und
in der Lunge. Sind auch diese Metastasen komplett zu resezieren, ist eine kurative
Behandlung möglich und wird in den Leitlinien empfohlen. Bei Lungenmetastasen

ist dabei die Anzahl und Lage der Metastasen, sowie die Lungenfunktion für die Einschätzung der Resezierbarkeit entscheidend [5].

3.4.5 Bewegungstherapeutische Interventionen in der Prähabilitation beim Kolorektalkarzinom

Zieldefinition und Aufgabenfeld beim Kolorektalkarzinom

Die Rehabilitation stellt einen wichtigen Teil in der Behandlung des kolorektalen Karzinoms dar. Darin herrscht nicht nur bei den Verfassern der deutschen S 3 Leitlinie Konsens, sondern auch von anderen Arbeitsgruppen aus diesem Themenbereich [23]. Allerdings ist die Datenlage für den Darmkrebs noch zu gering, sodass keine klaren evidenzbasierten Empfehlungen für ein bestimmtes Rehabilitationsprogramm gegeben werden können. International setzt sich in letzter Zeit ein sogenanntes *enhanced-recovery after surgery (ERAS®)* Programm durch, welches durch optimierte perioperative Versorgung eine schnelle Genese zum Ziel hat [24].

ERAS umfasst derzeit neben umfassender Beratung vor der Operation, einer möglichst kurzen, opioidarmen Anästhesie, Ernährungsempfehlungen und Katheterisierung auch die Empfehlung körperlicher Aktivität nach der Operation. Dazu soll der Patient beispielsweise bereits am Operationstag für zwei Stunden und an den Folgetagen sogar für sechs Stunden das Bett verlassen. Ziel ist es, Darmverschlüsse, Muskelschwäche, Insulinresistenz, Atemprobleme und Thrombosen zu vermieden [24],[25]. Bei Patienten mit kolorektalem Karzinom konnten Hinweise auf eine verringerte Zahl postoperativer Komplikationen und auf eine kürzere Liegedauer durch ERAS gefunden werden [26].

Die Arbeitsgruppe Bewegungstherapie der Deutschen Gesellschaft für Rehabilitationswissenschaften konkretisiert die Empfehlungen für postoperative Bewegungstherapie. Es wird darin empfohlen durch Krafttraining des Rumpfes die Stabilität des durch die Operation geschwächten Korsetts wiederherzustellen. Dabei sollten Belastungsspitzen, Rotations- und Rückneigebewegungen vermieden werden. Bei Patienten mit Stoma, muss zudem darauf geachtet werden den intraabdominellen Druck beim Krafttraining nicht zu sehr zu erhöhen. Nach abgeschlossener Wundheilung können die Patienten wieder vollständiger Belastung ausgesetzt werden und das Rumpftraining auch mit höheren Intensitäten durchführen [27]. Nach aktuellen Erhebungen nimmt nur etwa die Hälfte der Patienten an rehabilitativen Maßnahmen teil [28].

Meyerhardt et al. [29] konnten in Kohortenuntersuchungen zeigen, dass körperliche Aktivität in der Nachsorge des kolorektalen Karzinoms die Mortalität sowie die Rezidivrate signifikant senken konnte. Daraus wurde in der aktuellen Leitlinie die Empfehlung zu körperlicher Aktivität nach einem kolorektalen Karzinom unterstrichen [5].

Prähabilitative Interventionen spielen in der Behandlung von Kolorektalkarzinompatienten eine untergeordnete Rolle, da die prähabilitative Datenlage in diesem Kontext kaum aussagekräftig ist. Es können beim Kolorektalkarzinom relevante Ziele verfolgt werden, die nur zum Teil untersucht wurden.

Die Prähabilitation kann somit beim Kolorektalkarzinom die Zeit **vor der Operation**, **vor der Chemotherapie** und **vor der Bestrahlung** bezeichnen, um die Patienten aus physischer wie auch psychischer Sicht durch gezielte Trainingsinterventionen zu stabilisieren oder zu verbessern.

Somit können insgesamt folgende Ziele beim Kolorektalkarzinom formuliert werden:

- Verhinderung von Bewegungsmangelsymptomen (Muskelatrophie, Adhäsionen etc.)
- Verhinderung von Chemotherapie und/oder Bestrahlung und/oder OP induzierten Nebenwirkungen, die das Bewegungsverhalten beeinflusst (Fatigue, Übelkeit, PNP etc.)
- Durchblutungsförderung der zu operierenden bzw. zu bestrahlenden Region
- Aktivierung von Wundheilungsmechanismen
- Förderung von Regenerationsprozessen
- Reduzierung von Wundheilungsstörungen
- Verhinderung von Infektionen
- Psychische Stabilisierung
- Reduzierung der Stuhlinkontinenz
- Reduzierung der Krankenhaustage

3.4.6 Bewegungstherapeutische Prähabilitation beim Kolorektalkarzinom

Die in dieser Arbeit ausgeschlossenen Studien enthalten durchaus wichtige Informationen, die allerdings nicht unseren Einschlusskriterien entsprechen. Eine Auflistung in Tab. 3.6 zeigt die Ziele der Studien und den Grund für deren Ausschluss. Oft sind es longitudinale Beobachtungsstudien die Effekte von körperlicher Aktivität auf postoperative Risiken darstellen, die jedoch nicht kontrolliert sind oder in denen keine Intervention stattfindet.

Studiencharakteristika

Die in Tab. 3.6 dargestellten Studien weisen einige interessante Aspekte und Ergebnisse auf, die in der Folge zu weiteren Studienmodellen geführt haben und die Bewertung der eingeschlossenen Studien erleichtern.

So konnte gezeigt werden, dass ein kurzzeitiges Training mit 12 hochintensiven Intervalltrainingseinheiten über einen Monat sicher durchführbar ist und einen relevanten Effekt auf die kardiopulmonale Leistungsfähigkeit gesunder Probanden hat,

Tab. 3.6: Charakteristika der ausgeschlossenen Studien (QoL: Quality of Life; NARCT: neoadjuvante Radiochemotherapie, CPET: Cardiopulmonary Exercise Testing).

Autoren	Grund für Ausschluss	Ziele	Krebsart
C. Gillis, 2016 [30]	Ernährungsintervention	Einfluss von Ernährung (ergänzendes Molkeprotein) auf funktionelle Gehstrecke	Kolonkarzinome
S. M. Burke, 2013 [31]	fehlende Kontrollgruppe	Einfluss von Prähabilitation auf die QoL	Rektumkarzinome
A. Heldens, 2016 [32]	fehlende Kontrollgruppe, zu wenig Teilnehmer	Training während NARCT um Abfall der Leistungsfähigkeit zu verhindern	Rektumkarzinome
A. R. Morielli, 2016 [33]	fehlende Kontrollgruppe	Einfluss von Übungen während und nach NARCT auf Körper und Geist	Rektumkarzinome
A. Onerup, 2016 [34]	fehlende Kontrollgruppe	Zusammenhang von präoperativer körperlicher Aktivität und postoperativem Outcome	Kolonkarzinome
C. Li, 2013 [35]	in Verbindung mit Interventionen in Ernährung und Psychoonkologie	Einfluss von Sport, Ernährung und Angstreduktionsübungen auf Fitness und Postoperativen Outcome	Kolonkarzinom
K. E. Chan, 2016 [36]	keine Intervention	Auswirkung von CPET auf Patienten über 80 Jahren mit Resektion eines Kolorektalkarzinoms	Kolorektalkarzinome
M. A. West, 2014 [37]	keine Intervention	Einfluss von NARCT auf körperliche Fitness und Morbidität	Rektumkarzinome
M. A. West, 2014 [38]	keine Intervention	Einfluss von Variablen des CPET auf Auftreten von Komplikationen nach Kolektomie	Kolorektalkarzinome
M. A. West, 2014 [39]	keine Intervention	CPET als prädiktiver Faktor für Morbidität nach Kolektomie	Kolorektalkarzinome
C. L. Boereboom, 2016 [40]	keine Patienten mit Diagnose Krebs und fehlende Kontrollgruppe	Steigerung der Fitness in 31 Tagen mit intensiven Training bei gesunden Menschen im gleichen Alter	Kolorektalkarzinome
L. Loughney, 2016 [41]	laufende Studie, Studienprotokoll	Einfluss von Prähabilitation bei NARCT und Operation. EMPOWER-Studie	Rektumkarzinome

die der Altersgruppe des Haupterkrankungsalters von Patienten mit kolorektalem Karzinom entsprach [40].

Die von West et al. im Jahr 2014 publizierten Studien untersuchten den Zusammenhang zwischen objektiv gemessener Leistungsfähigkeit anhand des CPET und dem postoperativen Outcome, gemessen am Auftreten von Komplikationen. Es konnte gezeigt werden, dass bei Patienten mit präoperativ niedriger kardiopulmonaler Belastungsfähigkeit signifikant häufiger Komplikationen zu beobachten waren [38]. Weiter noch konnte die Arbeitsgruppe in einer Studie mit über 100 Probanden das CPET als hilfreichen Prädiktor der postoperativen Morbidität herausarbeiten. Die statistischen Analysen erlaubten es dabei erste Grenzwerte für eine signifikant höhere Morbiditätsrate in Form der Sauerstoffaufnahme an der anaeroben Schwelle von 10,6 ml/(kg min) und einer maximalen Sauerstoffaufnahme bei Ausbelastung von 18,6 ml/(kg min), festzustellen [39]. Zu ähnlichen Ergebnissen kamen auch Onerup et al., die untersuchten wie sich die, anhand von Fragebögen ermittelte, körperliche Aktivität der Probanden, auf die Liegedauer und körperliche Genesung auswirkte. So war die Wahrscheinlichkeit bei „normal" aktiven Patienten gegenüber inaktiven höher, das Krankenhaus binnen 7 Tagen zu verlassen [34].

Zudem wiesen West et al. den signifikanten Abfall der kardiopulmonalen Leistungsfähigkeit, gemessen mithilfe des CPET, im Rahmen einer NARCT nach. In dieser kleineren Studie mit 25 Probanden zeigte sich auch der Zusammenhang mit einem schlechteren postoperativen Outcome je nach Leistungsfähigkeit [21]. In einer späteren Pilotstudie mit 13 Probanden von Heldens et al. konnte gezeigt werden, dass körperliches Training während einer NARCT nicht nur sicher durchführbar ist, sondern auch zu einer signifikanten Verbesserung der Arm- und Beinkraft der Probanden führte. Zudem kam es nicht zu einem Abfall, sondern zu einer leichten Verbesserung der Ergebnisse des 6MWT der Probanden, als Ausdruck der Leistungsfähigkeit [32]. Ebenfalls bei Patienten, die während NARCT körperliches Training durchführten, fanden Morielli et al. heraus, dass sich die subjektiv wahrgenommene kardiopulmonale Leistungsfähigkeit unter dem Training verbesserte und außerdem zu einer besseren Lebensqualität und erhöhtem Selbstbewusstsein führte [33]. Verbesserte Lebensqualität, gesteigerte Vitalität und Antrieb durch präoperatives Training in Gruppen, konnten auch Burke et al. feststellen. Es führte zudem auch zur einer positiveren Einstellung gegenüber der Erkrankung sowie zu einem Gefühl der Zielstrebigkeit [31].

In anderen Studien konnte zudem gezeigt werden, dass zusätzliche Ernährungsintervention mit Molkeproteinen [30] allein oder in Verbindung mit psychoonkologischer Betreuung [35] die präoperative Leistungsfähigkeit verbessern können.

Fünf Studien wurden in dieses Kapitel eingeschlossen und auch im Folgenden als eingeschlossene Studien bezeichnet.

Wie in Tab. 3.7 zu sehen, wurden in 4 Studien sowohl Kolon- als auch Rektumkarzinome untersucht. Die Angaben zu den genauen Verteilungen der Tumorstadien bei Studieneinschluss waren nicht vollständig. Bei Betrachtung des Performance Status anhand der Kriterien der *American Society of Anaesthesiology* (ASA), zeigt sich, dass

Tab. 3.7: Tumorstadien bei Studieneinschluss im Vergleich (na: not available; TNM: cTx, cNx, cMx; UICC: Union internationale contre le cancer, ASA: american society of anaesthesiology, WHO: world health organisation).

Autoren	Entität	Tumorstadium	Performance
Carli, 2010 [42]		na	ASA II: 72 %
Dronkers, 2010 [43]	Kolon/ Rektum	na	na
Gillis, 2014 [44]		T 1-2: 61 % T 3: 39 %	ASA II: 64 %
Mayo, 2011 [45]		na	ASA II: 72 %
West, 2015 [37]	Rektum	T 3: 77 % N1: 55 %	ASA I+II: 88 % WHO 0: 75 %

Tab. 3.8: Eckdaten eingeschlossener Studien.

Autoren	Studien-design	Studien-dauer [M]	N	Krebsart (+Diagnose)	Alter [J]	Anteil Männer [%]	BMI	Ort
Carli, 2010 [42]	RCT	48 01.2005– 12.2006	133	Kolon CA oder CED	60	58,0	na	McGill University, Montreal, Kanada
Dronkers, 2010 [43]	RCT	na	42	Kolorektales CA	70	73,8	26,2	Ede, Niederlande
Gillis, 2014 [44]	RCT	17 11.2011– 03.2013	77	Kolorektales CA	66	62,3	27,7	McGill University, Montreal, Canada
Mayo, 2011 [45]	RCT mit Daten von Carli, 2010	48 01.2005– 12.2006	133	Kolon CA oder CED	60	58,0	na	McGill University, Montreal, Kanada
West, 2015 [37]	CT	23 03.2011– 02.2013	39	Rektum CA	67	65,7	26,5	Aintree University Hospitals, Liverpool, UK

die Patienten überwiegend gesund (ASA I) oder nur leicht vorerkrankt waren (ASA II). Als leichte Vorerkrankung zählen dieser Klassifikation nach zum Beispiel Übergewicht, Nikotinabhängigkeit oder leichte Lungenerkrankungen.

In Tab. 3.8 sind die Eckdaten der eingeschlossenen Studien zusammengefasst. Die Studien umfassen zwischen 39 und 133 Probanden, wobei in einem Fall die Daten von einem Patientenkollektiv in zwei verschiedenen Studien ausgewertet wurden. Außerdem wurden in dieser Studie auch Patienten mit chronischen entzündlichen Darmerkrankungen wie Colitis Ulcerosa oder Morbus Crohn eingeschlossen, die operativ behandelt wurden. Wie zu erwarten, weicht in diesem Probandenkollektiv das durchschnittliche Alter nach unten ab, im Vergleich zu den Studien, die ausschließlich Krebspatienten betrachteten [42],[45]. Die betrachteten Patientengruppen waren durchschnittlich leicht übergewichtig mit Body Mass Index (BMI) Werten von über 26,2. Die Studiendauer lag zwischen 17 und 48 Monaten und wurde zwischen 2006 und 2013 durchgeführt.

Bewegungsinterventionen

Die Bewegungsinterventionen beinhalten bei allen eingeschlossenen Studien eine Form von Ausdauertraining, sei es Radfahren, Laufen, Gehen oder Schwimmen. Ergänzt wird diese Trainingsform mehrheitlich durch gezieltes Muskeltraining funktionell wichtiger Muskelgruppen, die für einen Erhalt der Mobilität essentiell sind. In einer Studie kommt zudem gezieltes Atemtraining zum Einsatz [43]. Die Kontrollgruppen werden ebenfalls zu körperlicher Aktivität im häuslichen Umfeld aufgerufen, werden dabei aber nicht betreut [42],[43]. Andere Kontrollgruppen führen nur rehabilitatives Training durch [44] oder erhalten den therapeutischen Standard ohne Aufforderung zu körperlicher Aktivität [37]. Die Dauer der Prehabilitationsperiode liegt zwischen 21 und 43 Tagen bei Krebspatienten und das Training wurde 2–7 Mal pro Woche durchgeführt. Die Trainingsintensität liegt meist bei milden Belastungen im Ausdauerbereich, reicht jedoch bis hin zu hochintensivem Training [37].

Details zu den Interventionen, der Kontrollgruppe, Intensität, Frequenz und Dauer der einzelnen Studien sind in Tab. 3.9 einsehbar.

Das Hauptaugenmerk der Studien liegt auf der Ermittlung der Fähigkeit zu Ausdauerbelastung der Probanden und definiert damit meist den primären Endpunkt. Dronkers et al. legten ihren primären Endpunkt als Durchführbarkeit der Studie fest [43]. Als Messparameter der Ausdauer kommen der 6MWT, sowie die spiroergometrische Ermittlung der Aufnahmekapazität von Sauerstoff an der anaeroben Schwelle oder bei Ausbelastung zum Einsatz. Zudem werden Kraftmessungen einzelner Muskelgruppen und andere Aspekte wie die Entwicklung von Angst, Depression (HADS-A und D), Lebensqualität und Fatigue über Fragebögen ermittelt. Die detaillierten Angaben zu den Messparametern sind Tab. 3.10 zu entnehmen.

Um das Studiendesign und die in aufgeführten Messzeitpunkte übersichtlich darzustellen, zeigt Abb. 3.1 schematisch die aufgenommenen Messpunkte, die Dauer und zeitliche Lage der Prähabilitationsphase.

Tab. 3.9: Interventionen der eingeschlossenen Studien mit Kolorektalkarzinom (AT: Ausdauertraining; HF: Herzfrequenz; na: nicht angegeben; IMT: inspiratorisches Atemtraining; I: Interventionsgruppe; K: Kontrollgruppe; : Erhöhung, Steigerung der Intensität; Ü: Übung).

Autoren	Intervention (I)	Intervention (I) Details	Kontrolle (K)	Kontrolle (K) Details	Intensität/Frequenz	Dauer [d]
Carli, 2010 [42] & Mayo, 2011 [45]	Fahrrad/Kraft: (1) AT; (2) KT	(1) Fahrradergometer mit steigender Intensität; (2) Krafttraining: Liegestütz, Sit-ups, Ausfallschritte, Bizeps und Deltoideustraining	Bewegung/ Atmung (1) tägl. gehen (2) Atem Ü (3) Fuß- und Knöchel Ü	(1) täglich gehen; (2) tiefes Atmen mit voller Vitalkapazität, Bauchatmung, Hüsteln und Husten (3) Anregen der Durchblutung: Fußkreisen und Extension-Flexion im Sprunggelenk, statische Kontraktion d. Wadenmuskulatur;	I: (1) 7 ×/Woche, 20→30 min., 50 % max. Hf mit ↑um 10 %/Wo (2) 3 ×/Woche, M für 8 Wdh. (10–15 Min.); K: (1) 7 ×/Woche; min. 30 Min.,	52 Krebs-Pat.: 43
Dronkers, 2010 [43]	ambulant (2) AT, Kraft, Atemtraining zu Hause: (3) AT, (4) IMT, (5) Atemtechnik	(1) Information über Bedeutung der Adhärenz und Wichtigkeit des Programms, ambulant: (2) a) Aufwärmen, b) Kraft Ü für Hüftstrecker, c) IMT: variable Atemwiderstände, d) AT, e) funktionelle Aktivität nach Interesse/Bedürfnis; zu Hause: (3) AT: Gehen, Radfahren; (4) IMT mit einstellbarem Schwellendruck für Einatmen in cmH20; (5) Anweisungen für Bauchatmung, b) tiefes Einatmen c) Hustenübung d) kräftiges Ausatmen	zu Hause, nach Vorschlag: (3) AT; (5) Atemtechnik	(1) Information über Bedeutung der Adhärenz und Wichtigkeit des Programms, (3) körperliche Aktivität, mit Pedometer erfasst (30 min.) (5) Anweisungen für Bauchatmung b) tiefes Einatmen c) Hustenübung d) kräftiges Ausatmen	I: (2) 2×/Woche, insg. 60 Min.; (2) b): 8–15 Wdh., 60–80 % von max. (2) c) 15 Min., 10–60 % MID; 2d. 20–30 Min., moderate 55–75 % max. Hf, 15 Min./Tag; I + K: (3) 30 Mins.: 11–13 Borg-Skala; (4) 20 % MID, ↑ wenn Borg Skala < 13;	21–28

Tab. 3.9: Fortsetzung.

Autoren	Intervention (I)	Intervention (I) Details	Kontrolle (K)	Kontrolle (K) Details	Intensität/Frequenz	Dauer [d]
Gillis, 2014 [44]	I: dreiteilige Prähabilitation (4 Wo.) + Rehabilitation (8 Wo.) (1) körperliches Training (2) Ernährung (3) Angst-reduktion;	Nach Einweisung und einmaliger Kontrolle: (1)a) Aufwärmen; (1)b) AT (Gehen, Joggen, Schwimmen oder Radfahren) (1)c) KT: 8 Übungen für große Muskelgruppen; (1) d) Abkühlen; (2) Individuelle Ernährungsberatung durch Spezialisten. Ziel: ausreichende Proteinzufuhr; Molkeprotein als Ergänzung mit Rezepten ausgehändigt, Beratung zu digestiven Symptomen durchgeführt (3) Entspannungsübungen mit Bildern Visualisierung + Atemübungen zur Angstkontrolle. Einmal kontrolliert unter Anleitung durchgeführt.	K: dreiteilige Rehabilitation (8 Wo.) (1) körper-liches Training (2) Ernährung (3) Angst-reduktion;	In der Woche vor OP Vorstellung bei den Experten die Einweisung in Rehabilitationsprogramm geben. (1)+ (2)+ (3) wie in Interventionsgruppe, aber rehabilitativ;	(1) 3 ×/Woche, (1.b) 20 min., 40 % der Herzfrequenzreserve nach Karvonen-Formel; (1) c) 20 min., 8–12 Wdh.; (1) Intensitätssteigerung wenn Borg Skala < 12 oder 15 Wdh. (2) Ziel: 1,2 g/kg(KG)/Tag Proteinaufnahme; Differenz zu Akt. Ingestion mithilfe isolierten Molkeproteins ausgeglichen Aufnahme 1h nach Übungen; (3) 2–3 ×/Woche; bzw. nach Bedarf;	25
West, 2015 [37]	6 wöchiges strukturiertes Ü Programm nach NARCT; (1) AT + Intervalltraining	(1) 30–40 min. Intervalltraining mit je 5 min. Aufwärmen + Abkühlen mit Fahrradergometer: (1) a) 4 × 3 min. (im Verlauf ↑ 6 × 3 Min.); (1) b) 4 × 2 min. (im Verlauf ↑ 6 × 2 Min.); Übungspaare für Motivation;	standard NARCT und Durchführung aller Messungen	übliche Versorgung	I: Basis: CPET aus Woche 0 und 3: (1) 3 ×/Woche, (1 a) mäßig: 80 %/ Leistung des mittleren (VO2(AT)); (1 b) hochintensiv: Leistung [VO2(AT) + (VO2(max) – VO2(AT)/2]	42

Tab. 3.10: Messzeitpunkte und Endpunkte (6MWT: Six minutes walk test, VO2(peak, AT): Sauerstoffaufnahme in spiroergometrischem Test maximal bei Ausbelastung und an der anaeroben Schwelle, OP: Operation, POC: postoperative Komplikationen, PPC: postoperative pulmonale Komplikationen).

Autoren	primärer Endpunkt	Ausgangswerte	Messzeitpunkte	Nachbeobachtung	Einheiten und genauere Beschreibung
Carli, 2010 [42]	(1) Ausdauer (6 MWT)	(1) 6MWT; (1)a) 6MWT (% EW); (2) VO2(peak); (3)a. HADS-A; (3)b. HADS-D;	eine Woche vor OP: (1)–(3)	2–4 Monate nach OP: (9 Wochen im Durchschnitt) (1) – (3) + (4) POC	(1) [m] (2) [ml/min] (3) [0–21] (4) Clavien Klassifikation
Mayo, 2011 [45]	(1) Ausdauer (6 MWT)	(1) 6MWT (2) VO2(peak) (3) Lebensqualität (4) Gesundheitszustand (5) Einschätzung der eigenen Fitness (6) Fitness ist nützlich für Genese (7)a) HADS-anxiety (7)b) HADS-depression	1 Woche vor OP: (1)–(7)	2–4 Monate nach OP: (8) POC	(1) [m] (2) [ml/min] (3) SF-36) [0–100] (4) EQ-5D VAS [0–100]; (5) [0–10] 0 = denkbar schlechteste Fitness, 10 = bestmögliche Fitness (6) wahrscheinlich/unwahrscheinlich (7) [0–21] (8) Clavien Klassifikation
Dronkers, 2010 [43]	(10)–(12) Durchführbarkeit (1)–(9) Trainingseffekt	(1) Handkraft; (2) VO2(AT); (3) *chair rise time test* (CRT); (4) MID P(max); (5) MID P(endurance) (6) timed-up-and-go Test; (7) eigene Angaben zu Aktivität: LAPAQ Fragebogen; (8) Schritte (9) QLQ-C 30 (10) Fatigue	vor OP: (1)–(9) + Durchführbarkeit (10) Adhärenz (11) Patientenmeinung (12) unerwünschte Ereignisse	(13) POC; (14) PPC; (15) Liegedauer;	(1) [N] (2) [ml/kg/min] (3) [s] (4) [cmH2O] (5) [J] (6) [s] (7) Energie [kcal/Tag] und Aktivität [min/Tag] (8) [Schritte/Tag] mit Pedometer gemessen (9) EORTC QLQ-C 30 GH/FS/SC (11) 8 Einzelfragen (14) Atelektasen, Hypoxie, Pneumonie, Beatmung

Tab. 3.10: Fortsetzung.

Autoren	primärer Endpunkt	Ausgangswerte	Messzeitpunkte	Nachbeobachtung	Einheiten und genauere Beschreibung
Gillis, 2014 [44]	(1) Ausdauer (6MWT)	4 Wochen vor OP: (1) 6MWT; (2) eigene Angaben zu Aktivität; (3) HADS-A; (4) HADS-D; (5) SF-36; (6) Handkraft (re/li)	1 Woche vor OP: (1)–(5); 4 Wochen nach OP: (1) – (5)	8 Wochen nach OP: (7) POC (1)–(5)	wöchentliche Anrufe bei den Teilnehmern mit offenen Fragen zur Motivation und Adhärenz (1) [m]; (2) CHAMPS Short Form Questionnaire; [kcal/kg/Woche]; (3)+(4) [0–21], Cut-off: 8; (5) [0–100] (6) [kg]; (7) Dindo-Clavien Klassifikation;
West, 2015 [37]	Ausdauer (1)c) VO2(peak) (1)d) VO2(AT)	2 Wochen vor NARCT: (1) CPET; (2) PA;	unmittelbar nach NACRT: Woche 0: (1)+ (2) während des Trainings: Woche 3; (1) CPET;	Nach Trainingsphase Woche 6: (1) + (2) Woche 9: (1) + (3) Staging; Wochen: 14 und 15 (unmittelbar VOR OP): (1) + (4) CR-POSSUM Score;	(1) CPET: je bei (peak) und (AT) (1)a) 1sFEV1 [L]; (1)b) FVC [L]; (1)c) VO2 [ml/kg/min]+[L/min]; (1)d)VE/VO2 VE/VCO2 ; (1)e) Sauerstoffpuls: VO2/Hf [ml/Schlag]; (1)f) Leistung [W]; (2) 72h PA Aufzeichnung: Sensewear biaxial accelerometer, über rechtem Bizeps; (3) Staging: CT: Brust, Bauch, Becken (+ MRI); (4)

Carli 2010,
Mayo 2011 | Prähabilitation | KHA
43 T
1 Wo
2–4 M

Dronkers 2010
21–28 T 1 T na
Rehabilitation

Gillis 2014
25 T
1 Wo
2 M

West 2015
2 Wo* NARCT 6 Wo 3 Wo* 14+15 Wo*

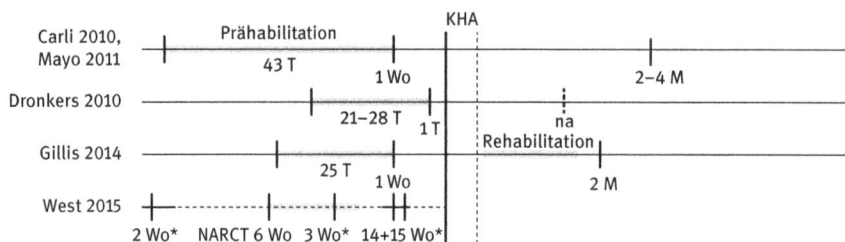

Abb. 3.1: Studiendesign und Messpunkte der eingeschlossenen Studien (KHA: Krankenhausaufenthalt, T: Tage, Wo: Woche, na: nicht angegeben; vertikale durchgezogene Linie: OP Zeitpunkt).

Outcomes

Die Tab. 3.11 zeigt relevante Unterschiede in den Ausgangsparametern zu Beginn der Studien, die es bei West et al. [37] gab. Die Probanden der Interventionsgruppe waren dort jünger, gesünder und hatten eine bessere Aussicht hinsichtlich postoperativer Mortalität und Morbidität (CR-POSSUM). In der Studie von Dronkers et al. [43] sind mehr Diabetiker in der Interventionsgruppe vertreten.

Des Weiteren werden im Folgenden die genauen Ergebnisse der einzelnen Studien präsentiert und damit im Detail erläutert (siehe Tab. 3.11).

Während der Prähabilitationsphase steigerten die Probanden beider Gruppen in der Studie von Carli et al. [42] die maximale Sauerstoffaufnahme (VO2[peak]) um 134 ml/min (Standardfehler SEM = 44, p = 0,003) in der Interventionsgruppe und um 112 ml/min (SEM = 41, p = 0,007) in der Kontrollgruppe. Auffallend ist, dass ein Drittel aller Teilnehmer Einbußen in der Gehstrecke (6MWT) machte. Nur 22 % der Interventionsgruppe konnten ihr Ergebnis des 6MWT steigern, verglichen mit 47 % in der Kontrollgruppe, die ein leichteres, weniger forderndes Trainingsprogramm absolvierte (p = 0,051). Auch absolut gesehen zeigt sich dieser Unterschied: die Interventionsgruppe verlor durchschnittlich mehr als 10 m im 6MWT (auf 463,6 m [SEM = 18,5]), während die Kontrollgruppe mehr als 8 m zulegte (auf 502,8 m [SEM = 15,8]). Wenngleich der Unterschied nicht statistisch relevant war, sollte erwähnt werden, dass die Interventionsgruppe durchschnittlich 2 Wochen mehr Zeit für das Prähabilitationsprogramm hatte.

Mayo et al. [45] generierten eine Folgestudie in der die Probanden in drei Gruppen eingeteilt wurden: diejenigen die das Ergebnis des 6MWT verbesserten, die unverändert blieben und diejenigen, die sich verschlechterten. Die Grenzen liegen dabei ausgehend vom Ausgangswert des 6MWT bei einer Veränderung von mehr als 20 m, da diese vom Mayo und Carli et al. als klinisch relevant angesehen werden. So ergab sich, dass 33 % ihr Ergebnis im 6MWT steigern konnten, 38 % auf gleichem Niveau blieben und sich 29 % verschlechterten.

Tab. 3.11: Outcomes der Studien mit kolorektalem Karzinom während der Prähabilitationsphase.

Kolorektales–CA		Ausgangswert	Messwertänderung nach Prähabilitationsphase: Vergleich präoperativer Wert zu Ausgangswert					
Autor	N	nur Unterschiede	VO2(peak) [1][ml/min] [2][ml/(kg min)]	VO2(AT) [ml/(kg min)]	6MWT [m]	HADS-D	MID [3]p(max) [4]p(e)	PA
Carli, 2010 [42]	I: 58, CA: 35	↔	↑ +1341 1529	–	↓ –10,6 463	↔	–	–
	K: 54 CA: 31		↑ +112[1] 1511		↑ +8,7 502	**↓ –0,8**		
Mayo, 2011 [45]	95	↔	↑ +127	–	↑ 33 % +46 ↔ 38 % –1 ↓ 29 % –49	↔	–	–
Dronkers, 2010 [43]	I: 20	I: mehr Diabetiker (57 % vs. 5 % in K)	↔	↔	–	–	↑ +14[3] ↑ +146[4]	↔
	K: 22						↔	
Gillis, 2014 [44]	I: 38	↔	↔	–	I: ↑ +25,2 436	↔	–	↔
	K: 39				K:↓ –16,4 409			
West, 2015 [37]	I: 22	I: (1) I jünger (64 vs. 72 Jahre) (2) ASA und WHO–PS ↑ (3) CR–POSSUM ↓	↑ +2,65[2] >18	↑ +2,12 >12	–	–	–	↑
	K: 13		↓ <15	↓ <10				↑

Statistisch signifikante Ergebnisse fett gedruckt (Signifikanzniveau $\alpha < 0,05$). N: Anzahl ausgewerteter Probanden; I: Interventionsgruppe; K: Kontrollgruppe; CA: Karzinompatienten; ↑: Wert steigt / erhöht um nebenstehenden Wert; ↓: Wert sinkt / erniedrigt um nebenstehenden Wert; PA: Körperliche Aktivität, Schrittzahl; – : Wert wurde nicht erfasst; ↔: Wert erfasst, aber kein signifikanter Unterschied festgestellt; 6MWT: six minutes walktest; VO2(peak) / (AT): Sauerstoffaufnahme (maximale) / (anaerobe Schwelle); Freistehende Zahlen entsprechen den absoluten Werten nach Veränderung.

Die Interventionsgruppe mit Training bestehend aus Fahrradtraining und Krafttraining verbesserte den Wert für den HADS-D Score um –0,8 (SEM = 0,4, p = 0,045) und überholt die im Ausgangswert bessere Kontrollgruppe, die Geh- und Atemübungen machte (Carli et al. [42]). In der Studie wurde zudem versucht Prädiktoren für eine Verbesserung des 6MWT zu finden, indem die prozentuale Änderung der Ausgangswerte des 6MWT der Probanden in einer Schätzfunktion hinsichtlich möglicher Charakteristika verglichen wurde. Dabei stellte sich heraus, dass ein besonders niedriger Ausgangswert im 6MWT von 154–419 m, ein hohes Angstlevel im HADS-A Score über 5, sowie die Überzeugung, dass Fitness wichtig für die Genese ist, mit einer Verbesserung des 6MWT Ergebnisses assoziiert sind. Im Rahmen dieser Betrachtung zeigte sich auch, dass Frauen vom Prähabilitationsprogramm weniger profitierten.

Dronkers et al. [43] setzten neben dem häuslichen Ausdauer- und Atemtraining als Intervention zusätzlich ambulantes Training mit intensivem Atemtraining ein. Das Ergebnis war ein signifikant gesteigerter maximaler inspiratorischer Druck (MID +14 cmH20 [13, keine Angabe ob SEM oder SD, $p < 0,001$]), sowie eine gesteigerte Ausdauerleistung (RMA Energie +146J [160], $p < 0,001$), die auch im Vergleich zur Kontrollgruppe signifikant war ($p > 0,01$). Es stellte sich kein Unterschied hinsichtlich der körperlichen Aktivität oder anderen Messparametern heraus. Die Akzeptanz und die Adhärenz zu dem Programm war in beiden Gruppen hoch und auch beide Gruppen hielten die Prähabilitation für nützlich und als gute Vorbereitung für die bevorstehende Operation.

Während des dreiteiligen Interventionsprogramms von Gillis et al. [44], bestehend aus Ausdauer und Krafttraining, Ernährungsergänzung und Angstreduktion, fand man ein gesteigertes Ergebnis des 6MWT (+25,2 m [±50,2m]). Die Kontrollgruppe hingegen verlor an Gehstrecke (–16,4 m [+46m]). Somit stellte man einen relevanten Unterschied zwischen den Gruppen in der Gehstrecke von knapp 42 Metern fest ($p < 0,001$). Auch wenn nicht von statistischer Relevanz ($p = 0,006$), schafften es in dieser Studie 53 % der Probanden ihre Gehstrecke um mehr als 20 m zu steigern. Hinsichtlich der körperlichen Aktivität überholte die Interventionsgruppe die anfänglich aktivere Kontrollgruppe während der Prähabilitation.

Der Fokus in der Studie von West et al. liegt in der Untersuchung von NARCT Probanden. Erläuternd zu den eingangs beschriebenen Unterschieden in den Ausgangsparametern ist der ASA Score in der Interventionsgruppe bei mehr als der Hälfte 1, während in die Kontrollgruppe komplett mit 2 oder 3 beschrieben wurde ($p = 0,003$). Ähnlich verhält es sich mit dem WHO Performance Status ($p = 0,035$). Der CR-POSSUM Score für die erwartete Mortalität lag für die Interventionsgruppe bei 3,2 % (±1,1) und für die Kontrollgruppe bei 9,4 % (±8,9) ($p = 0,003$). Zusätzlich lieferten West et al. ergänzende Daten zu BMI, Hämoglobinwert, Staging und Spirometriedaten, bei denen sich keine weiteren relevanten Unterschiede fanden.

Es wurde zunächst festgestellt, dass die körperliche Leistungsfähigkeit gemessen an VO2(max) und VO2(AT) nach der NARCT signifikant verringert war. Ebenso verhielt es sich mit der körperlichen Aktivität, die Anhand der Schrittzahlen ermittelt wurde. Siehe dazu Tab. 3.12.

Die Kontrollgruppe sprach darüber hinaus signifikant schlechter auf die NARCT an. Von diesen neuen Ausgangswerten begann das aus Ausdauer- und Intervalltraining bestehende Prähabilitationsprogramm. Nach sechs Wochen schaffte es die Interventionsgruppe durchschnittlich ihr Ausgangsniveau vor der NARCT wieder zu erreichen. Mit einer Steigerung des VO2(AT) um 2,12 ml/(kg min) (95 % KI +1,34

Tab. 3.12: Änderung der kardiopulmonalen Leistungsfähigkeit und körperlichen Aktivität nach NARCT bei Probanden mit Rektumkarzinom (absolut gemessener Wert, [95 % KI], ↓ Wert fällt um nebenstehenden Wert, ↑ Wert steigt um Nebenstehenden Wert).

Parameter	VO2(peak) [ml/(kg min)]	VO2(AT) [ml/(kg min)]	Schrittzahl Absolut
Veränderung	↓ −1,91 (15–17) [−1,27 bis −2,55] (p < 0,0001)	↓ −2,52 (10–11) (9 −1,33 bis −3,71) (p < 0,0001)	↓ I: −2347 ↓ K: −2274 (p = 0,0004)

bis +2,9, p < 0,0001) und des VO2(peak) um 2,65 ml/(kg min) (95 % KI +1,19 bis +4,10, p = 0,0005) zeigte sich eine deutlich bessere Leistungsfähigkeit als in der Kontroll-gruppe. Im Vergleich der VO2(AT) zeigte sich eine Differenz von 2,77 ml/kg/min (95 % KI 1,49 bis 4,05, p < 0,0001). In der Kontrollgruppe zeigte sich keine Erholung, im Sin-ne einer wieder steigenden Leistungsfähigkeit. Im Gegenteil: die Werte des CPET san-ken weiter bis zu 14 Wochen nach Ende der NARCT. Bei der Anzahl der Schritte zeigte sich eine signifikante Steigerung in beiden Gruppen (I: p < 0,0001 und K: p = 0,003) im Verlauf. Die angegebenen Werte wurden mithilfe einer Korrektur der Ausgangs-unterschiede berechnet

Postoperative Outcomes

Die postoperativen Ergebnisse werden im Folgenden für relevante Ergebnisse genau-er erläutert, wobei Tab. 3.13 als erster Überblick dienen soll.

Liegedauer/Krankenhausaufenthalt: Wie man in Tab. 3.13 sieht, konnten bzgl. Liegedauer und dem Auftreten von postoperativen Komplikationen durch die Inter-ventionen keine signifikanten Unterschiede festgestellt werden.

Ausdauerleistungsfähigkeit: Hinsichtlich der respiratorischen Leistungsfähig-keit gab es bezüglich VO2(peak) und VO2(AT) keine signifikanten Unterschiede. Carli und Mayo et al. [42],[45] konnten dazu jedoch keine Aussage treffen, da die Erfassung postoperativ zu viele fehlende Datensätze aufwies. Das Bewegungsverhalten war ver-gleichbar und änderte sich nicht signifikant.

Es konnten nur hinsichtlich des 6MWT signifikante Unterschiede beobachtet wer-den. Die Gehfähigkeit unterschied sich in der Studie von Carli et al. [42] postoperativ deutlich. Die Interventionsgruppe mit Fahrradergometer- und Krafttraining, verlor signifikant an Gehstrecke im 6MWT (−34,4 m (SEM = 9,9), p < 0,001). Die leichter trai-nierende Kontrollgruppe hingegen verlor hingegen nur weniger und nicht signifikant (12,2 m (SEM = 10,9), p = 0,266) an Gehstrecke.

Betrachtet man den Anteil derjenigen, die einen Zuwachs von 20 m im 6MWT erreichten, so ist dieser Anteil in der Kontrollgruppe signifikant höher (41 % in der Kontrollgruppe versus 11 % in der Interventionsgruppe, p = 0,019).

Tab. 3.13: Postoperative Outcomes von Probanden mit kolorektalem Karzinom.

Autoren	N	LD	POC	VO2(peak) [ml/kg/min]	VO2(AT) [ml/ kg/min]	6MWT [m]	PA
Carli, 2010 [42]	I: 44	↔	↔	fehlende Daten	–	↓ −34,4	–
	K: 43					↔	
Mayo, 2011 [45]	G1: 6MWT↑ : 26 G2: 6MWT↔: 27 G3: 6MWT↓: 22	↔	G3↑ Clavien > 3b	fehlende Daten	–	77 % von G1 zurück auf Baseli-ne *	–
Dronkers, 2010 [43]	I: 20 K: 22	↔	↔	↔	↔	–	↔
Gillis, 2014 [44]	I: 38	↔	↔	↔	–	↑ +23,4 444	↔
	K: 39					↓ −21,8 403	

I: Interventionsgruppe; K: Kontrollgruppe; N: Anzahl ausgewerteter Probanden; ↑: Wert steigt/er-höht um Wert; ↓: Wert sinkt/erniedrigt um Wert; ↔: Wert erfasst, aber kein signifikanter Unter-schied festgestellt; LD: Liegedauer; POC: Postoperative Komplikationen; PA: Körperliche Aktivität, Schrittzahl; VO2(peak)/(AT): Sauerstoffaufnahme; (maximal)/(anaerobe Schwelle); * Statistische Signifikanz bezieht sich auf Unterschied zwischen den Gruppen (G1 vs. G2 + G3)

Eine Schätzfunktion, die von Carli et al. berechnet wurde, erlaubte der Arbeits-gruppe mögliche, mit schlechter Erholung assoziierte Parameter, zu nennen. Dem-nach war das weibliche Geschlecht, ein Alter von über 75 Jahren, das Auftreten post-operativer Komplikationen, ein hoher Ausgangswert im 6MWT-Ergebnis, sowie ein hoher BMI mit einem im Vergleich zum Ausgangswert niedrigen 6MWT nach der Operation in Verbindung zu bringen. Diese Ergebnisse wurden von Mayo et al. [45] bestätigt und weiter untersucht.

Betrachtet man nun die Gruppe derer, die sich über 20 m im 6MWT vor der OP ver-besserten, so stellte man fest, dass 77 % zum Zeitpunkt der Nachbetrachtung mindes-tens ihren Ausgangswert vom Beginn der Studie wieder erreichten. Der Unterschied zu den Gruppen G2 (59 %) und G3 (32%) ist signifikant (p = 0,007) [45].

Vergleicht man die Schwere der postoperativen Komplikationen, so treten signifi-kant häufiger schwere Komplikationen vom Clavien Grad 3b oder höher in der Gruppe mit nach Prähabilitation verschlechtertem 6MWT auf (18 % in G3 vs. 2% in G1+G2, p = 0,008).

Dronkers et al. [43] konnten keine Unterschiede zwischen Interventions- und Kontrollgruppe in ihren Daten feststellen. Allerdings entdeckte die Forschungsgruppe einen Zusammenhang zwischen der Anzahl der Schritte am Tag und dem Auftreten von PPCs. Anhand einer *receiver-operating-characteristics* (ROC-)Kurve wurde eine Schrittzahl von 4.000 Schritten am Tag ermittelt, bei deren Unterschreitung das Risiko für PPCs, wie Atelektasen, Hypoxämie oder Pneumonie, signifikant höher ist ($p < 0{,}01$).

Eindeutiger fielen die Ergebnisse von Gillis et al. [44] aus: die Prähabilitationsgruppe erzielte acht Wochen nach der Operation ein besseres Ergebnis als im Ausgangs-6MWT (+23,4 m ($\pm$ 54,8)). Gleichzeitig verlor die Kontrollgruppe durchschnittlich an Gehstrecke (–21,8 m ($\pm$ 80,7)) und es entstand ein signifikanter Unterschied ($p = 0{,}01$) zwischen den beiden Gruppen (durchschnittliche Differenz zwischen den Gruppen: 45,2 m [95 %KI: 13,9 bis 77,0]). Auch der Anteil derer, die den Ausgangswert des 6MWT nach der Operation wieder erreichten oder übertrafen, war in der Prähabilitationsgruppe signifikant höher (84 % in der Prähabilitationsgruppe vs. 62 % in Kontrollgruppe, $p = 0{,}049$). Eindrücklich zeigte sich der Einschnitt der Operation auf die Gehstrecke. Nach vier Wochen waren in beiden Gruppen, bei insgesamt fast 50 % der Probanden, ein Abfall des 6MWT von 20 m, ausgehend vom Ausgangswert, messbar. Als weiteres Ergebnis zeigte sich, dass die Compliance zum Rehabilitationsprogramm in den vier Wochen nach der Operation in der Gruppe derer, die bereits das Prähabilitationsprogramm durchführten wesentlich höher war (53 % [$\pm$ 30] in der Prähabilitationsgruppe vs. 31 % in der Rehabilitationsgruppe, $p < 0{,}001$).

Angst und Depression: Ein weiteres Ergebnis der Studie von Carli et al [1] war, dass die Angstsymptome beider Gruppen im HADS-A Score nach der Operation signifikant rückgängig waren. Die Ergebnisse wurden mit multipel korrigierten Daten ermittelt, wobei die Unterschiede ähnlich waren, betrachtete man auch nur die kompletten Datensätze.

Ergänzend fanden Mayo et al. [45] heraus, dass eine Verschlechterung im 6MWT nach der Prähabilitation, ein Clavien-Score von 2 oder höher und ein hohes Angstlevel im HADS-A Score von über 5 mit eingeschränkter Regeneration zusammenhängt. Auch die mangelnde Überzeugung, dass eine Verbesserung der Fitness sinnvoll ist, stand damit im Zusammenhang.

3.4.7 Durchführbarkeit

In diesem Abschnitt wird die Durchführbarkeit der Studien in Punkto medizinischer Sicherheit, Adhärenz und Zufriedenheit der Teilnehmer abgebildet. Durchweg alle eingeschlossenen Studien konnten als Ergebnis feststellen, dass die Durchführung von Prähabilitation möglich war und davon keine medizinische Gefahr für den Probanden ausging.

Die Adhärenz zu den Trainingsprogrammen war insgesamt hoch. Zwei Studien ermittelten eine Adhärenz von über 95 % [37],[43],[46]. Bei diesen Studien handelte es sich um supervisiertes ambulantes Training [37],[46], welches zum Teil durch

Heimtraining ergänzt wurde [43]. Gillis et al. [44] berichten von einer Adhärenz von 78 % in der Prähabilitationsgruppe, verglichen mit 53 % in der Gruppe die lediglich die Rehabilitation durchführte. Diese Daten wurden durch wöchentliche Anrufe und Fragen zur selbst berichteten Adhärenz ermittelt.

Dronkers et al. [43],[47] setzten des Weiteren einen Fragebogen zur Ermittlung der Patientenzufriedenheit ein. Die Teilnehmer der Studie waren insgesamt sehr zufrieden und sahen das Ziel der Intervention als verständlich an. Die Probanden waren davon überzeugt, dass das Training nützlich und hilfreich für die bevorstehende Operation sei. Dies trifft sowohl für die Interventions- als auch die Kontrollgruppe zu, die ebenfalls Übungen durchführte. Tatsächlich stimmte die Interventionsgruppe der Aussage, dass die Übungen sie gut auf die Operation vorbereite, stärker zu als die Kontrollgruppe (p = 0,08) [43].

Drop-Outs

Die häufigsten Gründe für das Ausscheiden aus einer Studie waren, dass die geplante Operation nicht oder in einem anderen Krankenhaus stattfand.

Es kam in der Studie von Carli et al. [42] zu vermehrten Studienabbrüchen. In der Analyse der gleichen Daten durch Mayo et al. [45] konnte gezeigt werden, dass diejenigen, die die Teilnahme an der Studie im Verlauf abbrechen, einen erhöhten Ausgangswert im HADS-D Wert aufwiesen. Bei den Studienabbrechern ließ sich ein HADS-D Wert von 5,5 ermitteln. Der HADS-D Wert der Teilnehmer lag im Vergleich bei 3,0, was einem statistisch signifikanten Unterschied entspricht (p < 0,02).

3.4.8 Fazit

Alle Studien ließen sich durchführen und es konnten keine relevanten unerwünschten Ereignisse festgestellt werden. Das zeigt, dass ein Prähabilitationsprogramm mit Bewegungsinterventionen bei Krebspatienten mit Kolorektalen Tumoren grundsätzlich möglich ist und diese keine zusätzliche Gefährdung für den Patienten darstellt. Die Ergebnisse der Studien weisen in die Richtung, dass auch in der Onkologie eine Implementierung von Prähabilitation in den klinischen Alltag sinnvoll ist. Insgesamt war der Vergleich zwischen den Studien aufgrund der Heterogenität der Messparameter schwierig.

Kardiopulmonale Leistungsfähigkeit

Als Parameter zur Beurteilung der kardiopulmonalen Leistungsfähigkeit ist der 6MWT geeignet. Dieser Test ist in der Durchführung einfach, gilt aber dennoch als sensitiver Parameter zur Erkennung von Risikopatienten [48],[49]. Die Ergebnisse des 6MWT konnten durch präoperatives Training signifikant verbessert werden [42],[44]. In der Studie von West et al. [37] lagen die Messwerte der Probanden im von Levett et al. genannten Grenzbereich zur Hochrisikogruppe [50]. Durch das Training konnten die Probanden den Grenzbereich verlassen oder weiteren Abstand dazu gewinnen.

Ähnlich verhielt es sich auch bei Gillis et al. [44] hinsichtlich des 6MWT. Wie Sinclair et al. feststellten, ist bei einem Ergebnis des 6MWT von unter 427 Metern ein VO2(AT) von unter 11 ml/(min kg) zu erwarten [49]. Unterstrichen wird diese Annahme auch von Mayo et al., der bei denjenigen, die sich im 6MWT verschlechterten und einen präoperativen Wert von durchschnittlich 433 Metern aufwiesen, ein signifikant häufigeres Auftreten von Komplikationen dritten Grades feststellte [45]. Diesen Wert konnten die Probanden von Gillis et al. mithilfe des Trainings und einem Zugewinn von 25 Metern überwinden [44] was in dieser Studie allerdings nicht zu messbar weniger Komplikationen führte.

Insgesamt konnte keine der Studien eine signifikante Reduktion von postoperativen Komplikationen oder eine Verkürzung der Liegedauer nachweisen. Dennoch weisen die Ergebnisse bereits jetzt auf eine schnellere Rehabilitation hin. So waren zum einen die postoperativen Messwerte nicht signifikant schlechter. Zum anderen konnten Gillis et al. einen nachhaltigen postoperativen Zugewinn von über 23 Metern Gehstrecke im 6MWT beobachten [44]. Auch in der Analyse von Mayo et al. konnten 77 % der Probanden, die ihr Ergebnis im 6MWT verbesserten, eine vollständige Wiederherstellung des Ausgangswertes nach zwei bis vier Monaten aufzeigen, während dies in den beiden Gruppen (Stagnation und Verschlechterung) signifikant weniger waren [45].

Bewegungsverhalten

Hinsichtlich des Bewegungsverhaltens gibt es drei Beobachtungen aufzuarbeiten. Erstens unterschied sich das Bewegungsniveau zwischen Interventions- und Kontrollgruppe in keiner Studie signifikant. Ferner beobachteten West et al. [37], dass die Schrittzahl während neoadjuvanter Chemotherapie einbricht und sich beide Gruppen danach aber wieder rasch erholen. Die Kontrollgruppe überstieg dabei hinsichtlich der Schrittzahl ihr Ausgangsniveau deutlich, während die kardiopulmonale Leistungsfähigkeit gemessen am CPET jedoch stagnierte, wodurch die Aussagekraft der Schrittzahl in Frage gestellt werden muss [37]. Dronkers et al. ermittelten einen Cut-Off Wert für eine Schrittzahl von unter 4.000 Schritten am Tag für das Auftreten postoperativer pulmonaler Komplikationen [43]. Gillis et al. hoben in diesem Zuge eine höhere Adhärenz im Rehabilitationsprogramm heraus, wenn die Probanden auch schon die Prähabilitation durchlaufen hatten und damit auch aktiver waren [44]. Aus diesen teils kontroversen Feststellungen lässt sich der Schluss ziehen, dass ein objektivierbarer Leistungstest wie CPET oder der 6MWT als Resultat der körperlichen Aktivität besser geeignet ist, als die Messung der Schrittzahl oder Fragebögen zur Ermittlung der körperlichen Aktivität. Die beiden letztgenannten Methoden sind darüber hinaus recht aufwändig und die Fragebögen mit Unwägbarkeiten behaftet [51],[52].

Liegedauer und Komplikationen

Betrachtet man die Verkürzung der Liegedauer und das Auftreten weniger postoperativer Komplikationen als Sensor des nachhaltigen Erfolgs, so konnte dies beim Kolorektalkarzinom bislang nicht nachgewiesen werden.

Neoadjuvante (Radio-)Chemotherapie

West et al. [37] stellten eine Abnahme des VO2(AT) von über 2 ml/(min kgKG) nach einer NARCT ohne Prähabilitation fest. Setzt man nun voraus, dass dies ein Prädiktor des postoperativen Outcomes ist [39], unterstreicht diese Beobachtung die Chancen der Prähabilitation für den Patienten. West et al. [37] führten ein Trainingsprogramm nach der NARCT bei Rektumkarzinomen durch und konnten damit eine Rückkehr auf den Ausgangswert erreichen. Die Kontrollgruppe hingegen befand sich nach der NARCT zu großen Teilen im operativen Hochrisikobereich von unter 11 ml/(min kgKG) [37]. In einer kleinen Studie ohne Kontrollgruppe führten Morielli et al. [53] 2016 ein Training schon während der NARCT bei Patienten mit Rektumkarzinomen durch und setzten dies auch nach der NARCT fort. Durch ein leichtes Ausdauer- und Krafttraining konnte so der Verlust verringert werden und ähnlich wie bei West et al. das Ausgangslevel wiederhergestellt werden [53].

Einen ähnlichen Studienaufbau verwendeten auch Heldens et al. [32], die es mithilfe von mildem Ausdauer- und Krafttraining schafften, die Ergebnisse des 6MWT im Laufe der NARCT im Rahmen von Rektumkarzinomen zu verbessern [32]. In beiden Studien kam es zu keinen unerwünschten Ereignissen, die mit dem Trainingsprogramm in Zusammenhang standen. Allerdings kam es bei beiden Studien zu einigen Drop-Outs, die mit zu vielen Terminen, zunehmender Fatigue, Krankheitsprogress oder anderen Nebenwirkungen der Therapie zusammenhingen [32],[53].

Anhand dieser ersten Erkenntnisse drängt sich eine Einführung von Prähabilitation bei NARCT Therapieregimen auf. Zudem bietet sich die Einführung von Prähabilitation bei NARCT Patienten auch besonders gut aufgrund einer zeitlichen Komponente an. So verschafft einem die NARCT in der Regel 6 bis 12 Wochen Zeit, die bis zu einer Operation vergehen. Somit wäre dieses Zeitfenster gut geeignet um es für das körperliche Training zu nutzen.

West et al. [37] stellte in seiner Publikation die Frage danach, wann ein operatives Risikoassessment erfolgen sollte, wenn ein so drastischer Verlust der Leistungsfähigkeit zu beobachten ist [21].

Nur große randomisierte Studien könnten dahingehend Evidenz bringen. Aktuell läuft zu diesem Thema die EMPOWER-Studie mit einer Teilnehmerzahl von 46, die eine Prähabilitation während NARCT bei Patienten mit kolorektalem Karzinom gegenüber der Standardversorgung untersucht und womöglich für stärkere Evidenz sorgen wird [41].

Unerwarteter Weise konnte nur eine der Studien eine signifikante Reduktion des HADS im Depressionslevel nachweisen. Bei Carli et al. [42] zeigte sich ein signifikanter durchschnittlicher Rückgang von 0,8 Punkten auf der Depressionsskala auf einen Wert von 3,2. Die Verbesserung ist dabei allerdings von sehr eingeschränkter klinischer Relevanz, da man in einem so niedrigen Bereich noch nicht von einer starken Belastung ausgeht. In der Literatur finden sich Werte von mindestens sieben auf der HADS-D Skala um von einer depressiven Verstimmung zu sprechen [54]. Mayo et al. [45] stellten fest, dass Probanden mit einem hohen Angstlevel besonders häufig ihre Ergebnisse des 6MWT verbessern konnten. Allerdings erholten sich diese Probanden trotz der guten Steigerung in der Prähabilitation nach der Operation schlechter als die anderen Teilnehmer [45].

Ein Grund dafür, dass keine Reduktion des Angst- und Depressionslevels erreicht werden konnte ist möglicherweise die relativ kurze Zeit der Prähabilitation. Zudem wurden die HADS Werte nur von Studien erhoben, die ein Training im häuslichen Umfeld durchführten. Das unterstreicht, dass das Training alleine noch nicht zu einer maßgeblichen Angstreduktion führt, sondern sicherlich zusammen mit anderen Maßnahmen umzusetzen sein wird.

In den drei Studien, die die Lebensqualität erfassten war kein Unterschied nachzuweisen [43],[44],[45],[47]. Allerdings zeigten kleinere oder nicht kontrollierte Studien, dass die subjektive Wahrnehmung der Lebensqualität durchaus verbessert werden konnte. Zudem konnten auch eine positivere Einstellung, gesteigertes Selbstbewusstsein, ein Profit durch Sozialkontakte im Gruppentraining und ein Gefühl der besseren Belastbarkeit ermittelt werden [31],[33]. Dunne et al. [55] stellten die Frage, warum schlechtere Fitness nicht zwangsläufig mit verminderter Lebensqualität verbunden sei. Eine Erklärung könnte sein, dass die Diagnose Krebs den Blick auf die eigene Gesundheit verändert und Einbußen der Leistungsfähigkeit leichter hingenommen werden können. Das hat jedoch den Nachteil, dass das Level der körperlichen Aktivität und der Leistungsfähigkeit möglicherweise unbemerkt immer weiter absinkt. Auch das wäre ein Argument, um Leistungsdiagnostik und Prähabilitation in der Standardversorgung zu verankern.

Zusammenfassend zeigt sich, dass bewegungstherapeutische Interventionen bei Patienten mit kolorektalen Tumoren sicher und durchführbar sind. Die Studienlage hat für Kolorektalkarzinome ergeben, dass durch ein Training von mindestens zwei Wochen eine Verbesserung von prognostisch relevanten Faktoren möglich ist. Mithilfe von moderatem Ausdauer- und Krafttraining konnte die kardiorespiratorische Leistungsfähigkeit verbessert werden. Eingeschränkt sensitiv und spezifisch ist der 6MWT als kardiorespiratorischer Leistungsparameter, besticht aber durch die simple Durchführung. Die aktuellen Studien konnten bislang keine Vorteile hinsichtlich der Reduktion von Komplikationen oder der Verkürzung der Liegedauer nachweisen. Ein aussagekräftiger Nachweis kann nur durch größere randomisierte Studien gelingen. Ein Grund für mangelnde Aussagekraft der betrachteten Studien war die große Heterogenität und damit die schlechte Vergleichbarkeit sowie eine erhöhte Gefahr für systematische Fehler. Ferner waren die Interventionen vielschichtig, was die Einschätzung des Einflusses der einzelnen Komponenten auf das Gesamtergebnis und damit auch zu Anwendungsempfehlungen erschwert.

Literatur

[1]   Kaatsch P, Spix C, Katalinic A, et al. Krebs in Deutschland 2011/2012. published on edoc: 2015-12-16T13:45:00Z access: 2017-06-06 08:47:18: Robert Koch-Institut; 2015.
[2]   Bericht zum Krebsgeschehen in Deutschland 2016. Berlin; 2016. http://www.krebsdaten.de/ Krebs/DE/Content/Publikationen/Krebsgeschehen/Epidemiologie/Kapitel2_Epidemiologie. pdf?__blob=publicationFile.
[3]   Arastéh K, Baenkler HW. Innere Medizin: Thieme, 2012.
[4]   Herold G. Innere Medizin: Eine vorlesungsorientierte Darstellung; unter Berücksichtigung des Gegenstandskataloges für die Ärztliche Prüfung; mit ICD 10-Schlüssel im Text und Stichwortverzeichnis. Köln: Herold, 2017.
[5]   Leitlinienprogramm Onkologie (Deutsche Krebsgesellschaft DK, AWMF). S 3-Leitlinie Kolorektales Karzinom, Langversion 1.1, 2014. AWMF Registrierungsnummer: 021-007OL; 2017 06.06.2017. http://leitlinienprogramm-onkologie.de/Leitlinien.7.0.html, 06.06.2017.
[6]   Jasperson KW, Tuohy TM, Neklason DW, Burt RW. Hereditary and familial colon cancer. Gastroenterology. 2010;138(6):2044-58.
[7]   Kim ER, Chang DK. Colorectal cancer in inflammatory bowel disease: the risk, pathogenesis, prevention and diagnosis. World journal of gastroenterology. 2014;20(29):9872-81.
[8]   Citarda F, Tomaselli G, Capocaccia R, Barcherini S, Crespi M. Efficacy in standard clinical practice of colonoscopic polypectomy in reducing colorectal cancer incidence. Gut. 2001;48(6):812-5.
[9]   Demarzo MM, Martins LV, Fernandes CR, et al. Exercise reduces inflammation and cell proliferation in rat colon carcinogenesis. Med Sci Sports Exerc. 2008;40(4):618-21.
[10] Halle M, Schoenberg MH. Physical activity in the prevention and treatment of colorectal carcinoma. Deutsches Arzteblatt international. 2009;106(44):722-7.
[11] Inoue M, Yamamoto S, Kurahashi N, et al. Daily total physical activity level and total cancer risk in men and women: results from a large-scale population-based cohort study in Japan. American journal of epidemiology. 2008;168(4):391-403.
[12] Giovannucci E, Michaud D. The role of obesity and related metabolic disturbances in cancers of the colon, prostate, and pancreas. Gastroenterology. 2007;132(6):2208-25.
[13] Larsson SC, Orsini N, Wolk A. Diabetes mellitus and risk of colorectal cancer: a meta-analysis. Journal of the National Cancer Institute. 2005;97(22):1679-87.

[14] Hermanek P, Jr., Wiebelt H, Riedl S, Staimmer D, Hermanek P. [Long-term results of surgical therapy of colon cancer. Results of the Colorectal Cancer Study Group]. Der Chirurg; Zeitschrift fur alle Gebiete der operativen Medizen. 1994;65(4):287-97.

[15] Kopetz S, Chang GJ, Overman MJ, et al. Improved survival in metastatic colorectal cancer is associated with adoption of hepatic resection and improved chemotherapy. J Clin Oncol. 2009;27(22):3677-83.

[16] Montedori A, Cirocchi R, Farinella E, Sciannameo F, Abraha I. Covering ileo- or colostomy in anterior resection for rectal carcinoma. The Cochrane database of systematic reviews. 2010;10.1002/14651858. CD006878.pub2(5):Cd006878.

[17] ReMine WH, Payne WS, van Heerden JA, et al. Komplikationen der kolorektalen Chirurgie. Speiseröhre Magen Darm. 10.1007/978-3-642-69609-1_29. Berlin, Heidelberg: Springer Berlin Heidelberg, 1987, p. 360-5.

[18] Veen EJ, Steenbruggen J, Roukema JA. Classifying surgical complications: a critical appraisal. Archives of surgery (Chicago, Ill : 1960). 2005;140(11):1078-83.

[19] Sauer R, Becker H, Hohenberger W, et al. Preoperative versus postoperative chemoradiotherapy for rectal cancer. The New England journal of medicine. 2004;351(17):1731-40.

[20] Rodel C, Sauer R. Integration of novel agents into combined-modality treatment for rectal cancer patients. Strahlentherapie und Onkologie. Organ der Deutschen Röntgengesellschaft. 2007;183(5):227-35.

[21] West MA, Loughney L, Barben CP, et al. The effects of neoadjuvant chemoradiotherapy on physical fitness and morbidity in rectal cancer surgery patients. Eur J Surg Oncol. 2014;40(11):1421-8.

[22] Wong RK, Tandan V, De Silva S, Figueredo A. Pre-operative radiotherapy and curative surgery for the management of localized rectal carcinoma. The Cochrane database of systematic reviews. 2007;10.1002/14651858. CD002102.pub2(2):Cd002102.

[23] Leitlinienprogramm Onkologie (Deutsche Krebsgesellschaft DK, AWMF). Diagnostik und Therapie des hepatozellulären Karzinoms, Langversion 1.0, 2013.

[24] Nygren J, Thacker J, Carli F, et al. Guidelines for perioperative care in elective rectal/pelvic surgery: Enhanced Recovery After Surgery (ERAS((R))) Society recommendations. World journal of surgery. 2013;37(2):285-305.

[25] Kehlet H, Wilmore DW. Multimodal strategies to improve surgical outcome. American journal of surgery. 2002;183(6):630-41.

[26] Bagnall NM, Malietzis G, Kennedy RH, et al. A systematic review of enhanced recovery care after colorectal surgery in elderly patients. Colorectal disease : the official journal of the Association of Coloproctology of Great Britain and Ireland. 2014;16(12):947-56.

[27] Zopf E, Baumann F, Pfeifer K. Körperliche Aktivität und körperliches Training in der Rehabilitation einer Krebserkrankung. Die Rehabilitation. 2014;53(01):2-7.

[28] Waldmann A, Lautz E, Hampe J, et al. Popgen-Darmkrebs: Reha-Inanspruchnahme von jüngeren Patienten mit kolorektalem Tumor. Die Rehabilitation. 2007;46(06):349-55.

[29] Meyerhardt JA, Heseltine D, Niedzwiecki D, et al. Impact of physical activity on cancer recurrence and survival in patients with stage III colon cancer: findings from CALGB 89803. J Clin Oncol. 2006;24(22):3535-41.

[30] Gillis C, Loiselle SE, Fiore JF, Jr., et al. Prehabilitation with Whey Protein Supplementation on Perioperative Functional Exercise Capacity in Patients Undergoing Colorectal Resection for Cancer: A Pilot Double-Blinded Randomized Placebo-Controlled Trial. J Acad Nutr Diet. 2016;116(5):802-12.

[31] Burke SM, Brunet J, Sabiston CM, et al. Patients' perceptions of quality of life during active treatment for locally advanced rectal cancer: the importance of preoperative exercise. Support Care Cancer. 2013;21(12):3345-53.

[32] Heldens AF, Bongers BC, de Vos-Geelen J, van Meeteren NL, Lenssen AF. Feasibility and preliminary effectiveness of a physical exercise training program during neoadjuvant chemo-radiotherapy in individual patients with rectal cancer prior to major elective surgery. Eur J Surg Oncol. 2016;10.1016/j.ejso.2016.03.021.

[33] Morielli AR, Usmani N, Boule NG, et al. Exercise motivation in rectal cancer patients during and after neoadjuvant chemoradiotherapy. Support Care Cancer. 2016;24(7):2919-26.

[34] Onerup A, Bock D, Borjesson M, et al. Is preoperative physical activity related to post-surgery recovery?-a cohort study of colorectal cancer patients. International journal of colorectal disease. 2016;31(6):1131-40.

[35] Li C, Carli F, Lee L, et al. Impact of a trimodal prehabilitation program on functional recovery after colorectal cancer surgery: a pilot study. Surg Endosc. 2013;27(4):1072-82.

[36] Chan KE, Pathak S, Smart NJ, Batchelor N, Daniels IR. The impact of cardiopulmonary exercise testing on patients over the age of 80 undergoing elective colorectal cancer surgery. Colorectal disease : the official journal of the Association of Coloproctology of Great Britain and Ireland. 2016;18(6):578-85.

[37] West MA, Loughney L, Lythgoe D, et al. Effect of prehabilitation on objectively measured physical fitness after neoadjuvant treatment in preoperative rectal cancer patients: a blinded interventional pilot study. Br J Anaesth. 2015;114(2):244-51.

[38] West MA, Lythgoe D, Barben CP, et al. Cardiopulmonary exercise variables are associated with postoperative morbidity after major colonic surgery: a prospective blinded observational study. Br J Anaesth. 2014;112(4):665-71.

[39] West MA, Parry MG, Lythgoe D, et al. Cardiopulmonary exercise testing for the prediction of morbidity risk after rectal cancer surgery. Br J Surg. 2014;101(9):1166-72.

[40] Boereboom CL, Phillips BE, Williams JP, Lund JN. A 31-day time to surgery compliant exercise training programme improves aerobic health in the elderly. Tech Coloproctol. 2016;20(6):375-82.

[41] Loughney L, West MA, Kemp GJ, et al. The effects of neoadjuvant chemoradiotherapy and an in-hospital exercise training programme on physical fitness and quality of life in locally advanced rectal cancer patients (The EMPOWER Trial): study protocol for a randomised controlled trial. 2016;Trials.17:24.

[42] Carli F, Charlebois P, Stein B, et al. Randomized clinical trial of prehabilitation in colorectal surgery. Br J Surg. 2010;97(8):1187-97.

[43] Dronkers JJ, Lamberts H, Reutelingsperger IM, et al. Preoperative therapeutic programme for elderly patients scheduled for elective abdominal oncological surgery: a randomized controlled pilot study. Clinical rehabilitation. 2010;24(7):614-22.

[44] Gillis C, Li C, Lee L, et al. Prehabilitation versus rehabilitation: a randomized control trial in patients undergoing colorectal resection for cancer. Anesthesiology. 2014;121(5):937-47.

[45] Mayo NE, Feldman L, Scott S, et al. Impact of preoperative change in physical function on postoperative recovery: argument supporting prehabilitation for colorectal surgery. Surgery. 2011150(3):505-14.

[46] van Adrichem EJ, Meulenbroek RL, Plukker JT, Groen H, van Weert E. Comparison of two preoperative inspiratory muscle training programs to prevent pulmonary complications in patients undergoing esophagectomy: a randomized controlled pilot study. Ann Surg Oncol. 2014;21(7):2353-60.

[47] Dettling DS, van der Schaaf M, Blom RL, et al. Feasibility and effectiveness of pre-operative inspiratory muscle training in patients undergoing oesophagectomy: a pilot study. Physiother Res Int. 2013;18(1):16-26.

[48] Cataneo DC, Kobayasi S, Carvalho LR, Paccanaro RC, Cataneo AJ. Accuracy of six minute walk test, stair test and spirometry using maximal oxygen uptake as gold standard. Acta cirurgica brasileira. 2010;25(2):194-200.

[49] Sinclair RC, Batterham AM, Davies S, Cawthorn L, Danjoux GR. Validity of the 6 min walk test in prediction of the anaerobic threshold before major non-cardiac surgery. Br J Anaesth. 2012;108(1):30-5.

[50] Levett DZ, Grocott MP. Cardiopulmonary exercise testing for risk prediction in major abdominal surgery. Anesthesiol Clin. 2015;33(1):1-16.

[51] Stel VS, Smit JH, Pluijm SM, et al. Comparison of the LASA Physical Activity Questionnaire with a 7-day diary and pedometer. Journal of clinical epidemiology. 2004;57(3):252-8.

[52] Stewart AL, Mills KM, King AC, et al. CHAMPS physical activity questionnaire for older adults: outcomes for interventions. Med Sci Sports Exerc. 2001;33(7):1126-41.

[53] Morielli AR, Usmani N, Boule NG, et al. A Phase I Study Examining the Feasibility and Safety of an Aerobic Exercise Intervention in Patients With Rectal Cancer During and After Neoadjuvant Chemoradiotherapy. Oncol Nurs Forum. 2016;43(3):352-62.

[54] Bjelland I, Dahl AA, Haug TT, Neckelmann D. The validity of the Hospital Anxiety and Depression Scale. An updated literature review. Journal of psychosomatic research. 2002;52(2):69-77.

[55] Dunne DF, Jack S, Jones RP, et al. Randomized clinical trial of prehabilitation before planned liver resection. Br J Surg. 2016;103(5):504-12.

3.5 Karzinome des Verdauungstraktes: Ösophaguskarzinom

Philipp Koll, Freerk T. Baumann

3.5.1 Epidemiologie

Das Ösophaguskarzinom ist in Deutschland eine selten auftretende Erkrankung. Im Jahr 2012 gab es insgesamt 6.580 Neuerkrankungen. Nach altersstandardisierter Schätzung liegt die Inzidenz bei 2/100.000 für Frauen und bei 9/100.000 für Männer. Daran ist zu erkennen, dass Männer wesentlich häufiger von diesem Tumor betroffen sind. Im gleichen Jahr waren 2.253 Männer im Alter von 55 bis 75 Jahren an einem Ösophaguskarzinom erkrankt. Die Prognose des Ösophaguskarzinoms ist sehr schlecht [1]. 2012 starben 4.244 Männer und Frauen an den Folgen des Ösophaguskarzinoms [2]. Das entspricht einer Starberate von 7,4/100.000 Männern. Die Zahl der Adenokarzinome zeigte sich im letzten Jahrzehnt progredient ansteigend [3].

3.5.2 Ätiologie

Die Ätiologie und die Häufigkeit des Ösophaguskarzinoms unterliegt starker geographischer Variabilität. In Europa und damit auch in Deutschland können grob zwei entscheidende Wege der Karzinogenese des Ösophaguskarzinoms unterschieden werden. Nach histologischer Differenzierung können Adeno- und Plattenepithelkarzinome heutzutage in 60 % bzw. 40 % der Fälle unterschieden werden [4].

Die Adenokarzinome entstehen vor allem durch die Entartung von Zylinderepithel nach Reflux von Magensäure in die Speiseröhre. Die Tumore entstehen demnach oft im unteren Teil der Speiseröhre durch die enge Lagebeziehung zum Magen (ösophagogastraler Übergang). Zunächst kann meist eine sogenannte Barrett-Metaplasie des den Ösophagus auskleidenden Zylinderepithels als Präkanzerose festgestellt werden, die sich im Verlauf zu einem Adenokarzinom entwickeln kann. Die Gastroösophageale Refluxkrankheit (GERD) wird vor allem durch Übergewicht und fettreiche Nahrung hervorgerufen und führt über den eben erklärten Mechanismus zu vermehrtem Auftreten von Ösophaguskarzinomen [5]. Der Zusammenhang des Lebensstils mit dem Ösophaguskarzinom erklärt die zunehmende Anzahl von Adenokarzinomen in den Industrienationen.

Die Ätiologie der Plattenepithelkarzinome wiederum liegt vor allem im Kontakt mit äußeren Noxen begründet. Dazu gehören vor allem hochprozentiger und vermehrter Alkoholkonsum sowie das Rauchen von Zigaretten. Bei gleichzeitigem Einfluss von Alkohol und Zigarettenrauch ist das Risiko sogar massiv erhöht [6]. Zigarettenrauch erhöht gleichzeitig allerdings auch das Risiko für ein Adenokarzinom. Ferner können auch Nitrosamine, die ehemals vor allem in Bier und gepökeltem Fleisch vorkamen, zu einer Entartung des Plattenepithels führen. Dank der wissenschaftlichen Erkenntnisse werden Nahrungsmittel allerdings genau untersucht und die Nitrosamine weitgehend eliminiert [6].

Ein weiterer Mechanismus der Karzinogenese von sowohl Plattenepithel- als auch Adenokarzinomen ist die Ösophagusachalasie. Dabei kommt es durch eine verminderte Peristaltik des Ösophagus zu einer Schleimhautirritation, durch nur langsamen und erschwert passierenden Nahrungsbrei. Daraus können sowohl Adeno- als auch Plattenepithelkarzinome entstehen [4],[6].

Zudem ist die Strahlentherapie im oberen Thoraxbereich ein Risikofaktor für das Ösophaguskarzinom [1]. Zusammenfassend kann festgehalten werden, dass bei der Entstehung von Ösophaguskarzinomen überwiegend beeinflussbare Lebensgewohnheiten von Bedeutung sind [6].

3.5.3 Klassifikation

Wie in Kap. 3.5.2 Ätiologie bereits beschrieben, können die Tumore histologisch in Adeno- und Plattenepithelkarzinome eingeteilt werden. Undifferenzierte Tumore kommen in der Speiseröhre eher selten vor. Klinisch ist vor allem die Einteilung nach der Eindringtiefe, dem Lymphknotenbefall und der Filialisierung nach der TNM-Klassifikation wichtig. Tumore am gastroösophagealen Übergang können sowohl zum Ösophagus als auch zum Magen gezählt werden.

3.5.4 Symptome und Diagnostik

Die primär und am häufigsten auftretenden Symptome sind Schluckbeschwerden. Die körperlichen Symptome treten meist erst spät auf, was oft zu einer Diagnose in fortgeschrittenem Stadium und damit zu einer schlechten Prognose führt. Neben Schluckbeschwerden stellen aber auch rezidivierende Aspirationen, obere gastrointestinale Blutungen, rezidivierendes Erbrechen, Verdauungsstörungen sowie Inappetenz und Gewichtsverlust Indikationen für eine diagnostische Abklärung mittels Ösophago-Gastro-Duodenoskopie (ÖGD) dar. Der endoskopische Nachweis in Verbindung mit einer Biopsie zur feingeweblichen Sicherung der Diagnose stellt den Goldstandard der Diagnostik dar. Zusätzlich dazu sollte jedoch ein endoskopischer Ultraschall zur lokalen Ausbreitungsdiagnostik erfolgen [1]. Die feingewebliche Untersuchung sollte den Differenzierungsgrad sowie die Eindringtiefe in das angrenzende Gewebe ergeben und nach Zusammenschau der Untersuchungen ein klinisches Tumorstadium festgestellt werden [6].

Nach Diagnosestellung sollte ein CT des Thorax und der Bauchorgane sowie eine Sonographie der Halslymphknoten zur weiteren Ausbreitungsdiagnostik angeschlossen werden. Ergeben sich Hinweise auf eine Fernmetastasierung wäre die Durchführung eines PET-CT adäquat [1].

3.5.5 Therapieoptionen und deren Nebenwirkungen

Die Therapie des Ösophaguskarzinoms unterlag in den letzten Jahrzenten einem starken Wandel. So haben sich nicht nur die Operationsverfahren und das Ausmaß der Lymphknotendissektion, sondern auch der Einsatz von Chemo- bzw. Radiochemotherapie stark verändert. Das allgemeine Ziel ist auch beim Ösophaguskarzinom die R0-Resektion durch operatives Vorgehen. Intraepitheliale Tumore können endoskopisch en bloc reseziert werden und bedürfen ferner einer guten Nachsorge [1]. Adenokarzinome sind häufig besser operabel als Plattenepithelkarzinome, da sie im unteren Drittel besser zugänglich sind und eine spätere lymphogene Metastasierung stattfindet [7].

Tumore eines fortgeschrittenen Stadiums bedürfen einer komplexeren Therapie. Sowohl beim Adeno- als auch beim Plattenepithelkarzinom sollte ab einem Tumorstadium cT 3 eine neoadjuvante Radiochemotherapie mit 5-Floururacil haltigen Schemata durchgeführt werden. Optional kann bei einem Adenokarzinom auch auf die Radiotherapie verzichtet werden.

Plattenepithelkarzinome können sogar endgültig mit einer Radiochemotherapie versorgt werden. Dies ist in manchen Fällen einem operativen Vorgehen klar vorzuziehen. Auf eine NARCT und einem Restaging folgt zirka sechs Wochen später die operative Resektion. Für dieses Operationsverfahren hat sich die thorakoabdominale Resektion des vom Tumor betroffenen Ösophagusabschnitts mit Magenhochzug und einer zwei Felder Lymphadenektomie durchgesetzt. Die Operation ist sehr belastend für den Patienten, da währenddessen nur eine einseitige Beatmung möglich ist, falls zwei Körperhöhlen (Thorax und Bauchhöhle) eröffnet werden müssen. Des Weiteren beträgt die Operationszeit durchschnittlich zirka sieben Stunden und die Liegedauer durchschnittlich 23 Tage.

Die perioperative Mortalität von Ösophagusresektionen sowie die Langzeitmortalität sank in den letzten Jahren bedeutend, was auf eine verbesserte Anästhesie und ein verbessertes perioperatives Management zurückgeführt wird [7]. Die Operationen sollten nur in speziellen Zentren von erfahrenen Operateuren durchgeführt werden. Minimalinvasive Verfahren, die thorakoskopisch und laparoskopisch oder in einem Hybridverfahren durchführt werden können, gewinnen an Bedeutung, wenngleich ein Vorteil noch nicht mit hoher Evidenz belegt wurde. Die ersten Ergebnisse machen jedoch Hoffnung, da die Rate der pulmonalen Komplikationen und die Krankenhausverweildauer reduziert werden konnten [8]. Mehr als ein Drittel der Komplikationen entfallen nach jetzigem Stand auf pulmonale Komplikationen wie Pneumonien und Pleuraergüsse [7],[9].

Die S 3 Leitlinien zum Ösophaguskarzinom weisen dahingehend auf die Wichtigkeit einer präoperativen Risikoeinschätzung hin. So ist vor allem die respiratorische Leistungsfähigkeit ein Prädiktor für das perioperative Outcome [1]. Zudem sind auch die kardiale, hepatische und metabolische Belastbarkeit von Bedeutung. Es haben sich Risikoscores, wie der Kölner-Risikoscore zur Abschätzung des postoperativen Outcomes etabliert [10].

Schon 1988 beobachtete zum Beispiel eine Studie, dass durch präoperatives Atemtraining weniger pulmonale Komplikationen auftraten [11]. Auch der Ernährungsstatus spielt bei Patienten mit Ösophaguskarzinom eine wichtige Rolle. Dieser kann bereits durch Passagestörungen im Vorhinein und durch die NARCT stark reduziert sein [12].

Es wird empfohlen bei Mangelernährung eine Ernährungsintervention durchzuführen und dafür auch eine Verschiebung des Operationstermins zu tolerieren. Alle Patienten mit Ösophaguskarzinomen sollten auf Mangelernährung hin untersucht werden und auch während der NARCT Ernährungsmedizinisch beraten werden [1].

Laut Leitlinie sollte postoperativ rasch, innerhalb von 24 Stunden, eine enterale Ernährung begonnen werden, die gegebenenfalls durch parenterale Ernährung ergänzt werden muss, um eine ausreichende Energiezufuhr zu gewährleisten [1].

Aufgrund der späten Diagnose in oft schon fernmetastasierten Stadien, bleibt häufig nur noch die palliative Therapie. Diese beruht vor allem auf einem Erhalt der Fähigkeit der natürlichen Nahrungsaufnahme durch Stentimplantation, sowie der Kontrolle anderer Begleitsymptome [13].

3.5.6 Bewegungstherapeutische Interventionen in der Prähabilitation beim Ösophaguskarzinom

Zieldefinition und Aufgabenfeld beim Ösophaguskarzinom

Die Frührehabilitation wird auch in den aktuellen Leitlinien für alle Patienten mit Ösophaguskarzinomen empfohlen. Der Fokus liegt zum einen auf körperlicher Aktivität und zum anderen auf einer ausreichenden Ernährung. Es wird vor allem körperliches Ausdauertraining und gezieltes Muskeltraining empfohlen, um einem sukzessiven Muskelschwund sowie einer sinkenden kardiopulmonalen Belastbarkeit entgegenzuwirken [1]. Das Ziel der Rehabilitation soll die Wiederherstellung der Belastbarkeit sein, die notwendig ist um am gesellschaftlichen Leben wieder aktiv teilzunehmen. Gleichzeitig spielen die psychosozialen Faktoren, eine Verminderung der Fatigue, eine Verminderung der Angst und Depression, die häufig bei Patienten mit Ösophaguskarzinomen auftreten, eine wichtige Rolle [14].

Prähabilitative Interventionen spielen in der Behandlung von Ösophaguskarzinompatienten eine untergeordnete Rolle, da die prähabilitative Datenlage in diesem Kontext kaum aussagekräftig ist. Es können beim Ösophaguskarzinom relevante Ziele verfolgt werden, die nur zum Teil untersucht wurden.

Die Prähabilitation kann somit beim Ösophaguskarzinom die Zeit **vor der Operation**, **vor der Chemotherapie** und **vor der Bestrahlung** bezeichnen, um die Patienten aus physischer wie auch psychischer Sicht durch gezielte Trainingsinterventionen zu stabilisieren oder zu verbessern.

Somit können insgesamt folgende Ziele in der Prähabilitation beim Ösophaguskarzinom formuliert werden:
– Verhinderung von Bewegungsmangelsymptomen (Atrophien, Adhäsionen etc.)
– Verhinderung von Chemotherapie und/oder Bestrahlung und/oder OP induzierten Nebenwirkungen, die das Bewegungsverhalten beeinflusst (Fatigue, Übelkeit, PNP etc.)
– Durchblutungsförderung der zu operierenden bzw. zu bestrahlenden Region
– Aktivierung von Wundheilungsmechanismen
– Förderung von Regenerationsprozessen
– Reduzierung von Wundheilungsstörungen
– Verhinderung von Infektionen
– Psychische Stabilisierung
– Reduzierung der Krankenhaustage

3.5.7 Bewegungstherapeutische Prähabilitation beim Ösophaguskarzinom

Die in dieser Abhandlung ausgeschlossenen Studien enthalten durchaus wichtige Informationen, die allerdings nicht unseren Einschlusskriterien entsprechen. Eine Auflistung in Tab. 3.14 zeigt die Ziele der Studie, den Grund für deren Ausschluss und die wichtigsten Ergebnisse.

In zwei der hier nicht im Detail präsentierten Studien konnten objektiv messbare Veränderungen der körperlichen Leistungsfähigkeit im Rahmen des CPETs bei NAC nachgewiesen werden [12],[15]. Die Veränderungen waren signifikant und zeigten sich sowohl bei Ausbelastung, als auch an der anaeroben Schwelle. Die Daten der

Tab. 3.14: Charakteristika der ausgeschlossenen Studien (QoL: Quality of Life; NARCT: neoadjuvante Radiochemotherapie, NAC: neoadjuvante Chemotherapie, VO2: Sauerstoffaufnahmekapazität bei Ausbelastung (peak) und an der anaeroben Schwelle (AT), POC: postoperative Komplikationen, RMT: respiratorisches Muskeltraining, MID: maximaler inspiratorischer Druck, MED: maximaler exspiratorischer Druck).

Autoren	Grund für Ausschluss	Ziele	Ergebnisse
R. Sinclair, 2016 [12]	keine Intervention	Einfluss von NAC auf körperliche Fitness	Signifikante Abnahme von VO2(peak/AT) nach NAC (VO2(AT): $-2,4 \rightarrow 11,5$ ml/kg/min)
S. Jack, 2014 [15]	keine Intervention	Einfluss von NAC auf körperliche Fitness und postoperatives Outcome	Signifikante Abnahme von VO2(peak/AT) nach NAC (VO2(AT): $-2,2 \rightarrow 12,3$ ml/kg/min) Patienten mit niedrigem Ausgangs VO2(AT) und NAC hatten signifikant höhere 1 Jahres Mortalität
N. Tatematsu, 2013 [16]	fehlende Kontrollgruppe und keine Intervention	Einfluss von NAC auf körperliche Fitness und QoL	Kein Einfluss von NAC auf Gehstrecke des 6MWT und Kraft des Kniestreckermuskels
N. Tatematsu, 2013 [17]	fehlende Kontrollgruppe und keine Intervention	Einfluss von Ösophagusresektion auf körperliche Fitness und QoL	Signifikante Abnahme der Gehstrecke im 6MWT und Kraft des Kniestreckermuskels nach OP, Verlust von QoL nach OP
N. Tatematsu, 2013 [18]	fehlende Kontrollgruppe und keine Intervention	Zusammenhang von körperlicher Aktivität und POC	Niedriges Level körperlicher Aktivität (Fragebogen über letzte 7 Tage) mit Auftreten von POC assoziiert
F. M. R. Cunha, 2015 [19]	Konferenzmitschrift ohne Veröffentlichung (Studie läuft noch); zu wenige Teilnehmer	Einfluss von RMT auf funktionelle Kapazität und postoperatives Outcome	RMT konnte präoperativ MID und MED steigern, zeigte jedoch keinen postoperativen Nutzen

Tab. 3.15: Eckdaten der eingeschlossenen Studien.

Autoren	Studien-design	Studien-dauer [M]	N	NA(R)CT (%)	Alter [J]	Anteil Män-ner [%]	BMI	Ort
van Adrichem, 2014 [20]	RCT	33 12.2009– 09.2012	45	92,3	62	74,4	25,0	Medical Center Groningen, Groningen, Netherlands
Dettling, 2013 [21]	CT	13 01.2009– 02.2010	83	60	66	74,4	25,4	Academic Medical Center, Amsterdam, Netherlands

Gruppe um Jack et al. konnten bei einem Patientenkollektiv von 89 Patienten eine höhere 1-Jahres-Sterblichkeit bei den Patienten zeigen, die niedrige Ausgangswerte im CPET hatten und zudem das komplette NAC Protokoll absolvierten [15]. Die mediane Überlebenszeit nach der Operation lag bei Patienten mit Werten des VO2(AT) von unter 13,9 ml/kg/min bei 437 Tagen und bei denjenigen über dem genannten Wert bei 819 Tagen.

Tatematsu et al. kamen zuvor nicht zu diesen Ergebnissen nach NAC, wobei die körperliche Fitness hier mithilfe des 6MWT und der Kraft des Kniestreckermuskels ermittelt wurde [16]. Die Gruppe beobachtete jedoch, dass sich die körperliche Fitness signifikant nach der Operation verschlechterte. Gleiches galt auch für die QoL in nahezu allen Punkten, die mithilfe des EORTC QLQ-C 30 ermittelt wurden [17].

In einer dritten Studie betrachtete die japanische Forschungsgruppe den Zusammenhang von körperlicher Aktivität und dem Auftreten von postoperativen Komplikationen. Die körperliche Aktivität wurde dabei mithilfe eines Fragebogens über die Aktivitäten in den letzten 7 Tagen ermittelt. Es zeigte sich in den statistischen Analysen eine Abhängigkeit vom Level der körperlichen Aktivität und der Anzahl postoperativer Komplikationen. Darüber hinaus zeigten sich auch die 3 Feld-Lymphadenektomie und die präoperative Komorbidität mit postoperativen Komplikationen assoziiert [18].

Eine andere Studie führte präoperatives Atemtraining mit Schwellendruckgeräten durch, womit eine Verbesserung des maximalen in- und exspiratorischen Drucks erreicht werden konnte. Diese Verbesserung blieb jedoch nach der Operation nicht bestehen, sondern auch diese Probanden fielen auf das Niveau der Teilnehmer ohne vorheriges Training zurück [19].

Zwei Studien erfüllten die Anforderungen anhand der Inklusions- und Exklusionskriterien in Verbindung mit bewegungstherapeutischer Prähabilitation. Diese Studien wurden in die Übersichtsarbeit eingeschlossen und werden auch im Folgenden als eingeschlossene Studien bezeichnet.

Zwei niederländische Studien haben als RCT und CT, 45 und 83 Probanden mit Ösophaguskarzinomen untersucht (Tab. 3.15), die überwiegend Männer waren. Bei der Studie van Adrichem et al. erhielten nahezu alle (92,3 %) Patienten eine NARCT. Die Intervention begann ein bis zwei Wochen nach Beenden der NARCT [20]. Bei Dettling et al. erhielten dagegen etwa 60 % der Probanden eine NARCT im Rahmen von klinischen Studien (da NARCT zu diesem Zeitpunkt noch nicht etabliert), wobei davon mehr der Interventionsgruppe zufielen (76 %).

Messmethoden

In diesem Abschnitt geht es um die in den Studien erfassten Outcomes in Form von Messpunkten, Messverfahren und Messgrößen der einzelnen Studien. Die Gesamtheit und die Zusammenhänge von Messverfahren, Messgröße und Messzeitpunkt der einzelnen Studien ist in Tab. 3.16 dargestellt. Tab. 3.17 zeigt die primären Endpunkte und die führenden Trainingsmethoden.

Zu unterteilen sind die vor der OP vorkommenden Messgrößen in funktionelle körperliche Tests, direkt messbare körperliche Parameter und Fragebögen über geistige Gesundheit, Lebensqualität, Zufriedenheit und Adhärenz. Nach der OP ging es vor allem um die Erfassung von auftretenden Komplikationen und perioperativen Daten. Es werden im Folgenden die einzelnen Messgrößen ergänzend zu Tab. 3.16 erläutert.

Maximaler Inspiratorischer Druck

Der maximale inspiratorische Druck (MID) wird von beiden Studien als Messparameter berücksichtigt [20],[21],[22]. Neben dem maximalen inspiratorischen Spitzendruck (MID P[max]) wird bei den Studien auch der inspiratorische Ausdauerdruck bestimmt. Dieser wird von Dettling et al. [21] als derjenige maximale Schwellendruck des Threshold-IMT Geräts definiert, gegen den der Proband zwei Minuten lang atmen kann (MID P[2 min]).

Postoperative respiratorische Komplikationen (PPC)

Die Erfassung der postoperativen respiratorischen Komplikationen (PPC) findet in beiden eingeschlossenen Studien statt, wobei sich deren Definitionen unterscheiden [20],[21],[22].

Dettling et al. [21] zählen als PPC nur das Auftreten von Pneumonien und die Notwendigkeit von Reintubation und Beatmung. Van Adrichem et al. [20] orientieren sich an einer Einteilung in Schweregrade von PPC nach Kroenke et al. [23]. Diese Einteilung erfasst alle schon genannten Komplikationen, geht jedoch mehr ins Detail und stuft die Komplikationen in vier Schweregrade ab.

Tab. 3.16: Interventionen der eingeschlossenen Studien mit Ösophaguskarzinomen (AT: Ausdauertraining, HF: Herzfrequenz, na: nicht angegeben, IMT: inspiratorisches Atemtraining, MID: maximaler inspiratorisches Druck, I: Interventionsgruppe; K: Kontrollgruppe; ↑: Erhöhung, Steigerung der Intensität).

Autoren	Intervention (I)	Intervention (I) Details	Kontrolle (K)	Kontrolle (K) Details	Intensität/Frequenz	Dauer [d]
Dettling, 2013 [21]	(1) inspiratorisches Atemtraining (IMT)	(1) IMT mit einstellbarem Schwellendruck für Einatmen in cmH2O (Threshold IMT); Tägliche Buchführung über Training, Beschwerden, unerwünschte Ereignisse; (2) übliche Physikalische Therapie am Tag vor OP und postoperativ (tiefe Atemmanöver, Hustenmanöver und frühe Mobilisierung)	übliche Versorgung	(2) übliche Physikalische Therapie am Tag vor OP und postoperativ (tiefe Atemmanöver, Hustenmanöver und frühe Mobilisierung)	(1) 7×/Woche, 20 min.; 30 % MID: Borg Skala < 5 --> MID ↑ 10 %;	25
van Adrichem, 2014 [20]	(1) IMT-HI (hohe Intensität)	(1) IMT-Gerät mit einstellbarem Schwellendruck für Einatmen in cmH2O Erholungszeit zwischen Durchgängen sukzessive vermindert von 60s auf 45, 30, 15, 5 s;	(2) IMT-E (Ausdauer)	(2) längeres Atmen durch IMT-Gerät mit einstellbarem Schwellendruck für Einatmen in cmH20 zu Hause wurde ein Trainingsbuch geführt (inkl. Angabe der Erschöpfung auf der Borg-Skala)	I: IMT-HI: 3 ×/Woche, 6 Durchgänge à 6 Übungen; supervisiert; Initial 60 %/MID, bis zu 80 %/MID innerhalb der ersten Woche, 5 % ↑ wenn Borg Scala < 5; wöchentliche Messung des MID zur Anpassung der Intensität K: (2) IMT-E: 3 ×/Woche supervisiert + 4 ×/Woche zu Hause; 20 min. atmen mit IMT-Gerät: initial 30 %/MID, 5 % ↑ wenn Borg Scala < 5;	26

Tab. 3.17: Aufgenommene Messpunkte und deren Einheiten (MID: maximaler inspiratorischer Druck, SAE: unerwünschte Zwischenfälle, OP: Operation, POC: postoperative Komplikationen, PPC: postoperative pulmonale Komplikationen).

Autoren	primärer Endpunkt	Ausgangs- werte	Messpunkte	Nachbeob- achtung	Einheiten und genauere Beschreibung
Dettling, 2013 [21]	(1) Durch- führbarkeit (2) respi- ratorische Muskel- funktion; (3) PPC (4) Liegedauer	(2)a) MID P(max); (2) b) P(2 min.); (5) Raucher- geschichte;	am Tag vor OP: (1) SAE und Patienten- zufriedenheit (Fragebo- gen); + (2) dann: wöchentliche Messung: (1) +(2)	1, 3, 5, 7 + 10 Tage nach OP: (1) + (2) (3) PPC; (4) Liege- dauer;	(2) [cm H2o]; (2)b) Ausdauerspitzen- druck = höchster für 2 min. atembarer in- spiratorischer Druck; (3) Pneumonie und Reintubation; (4) Liegedauer [Tage]; (5) innerhalb der letz- ten 8 Wochen geraucht [ja/nein];
van Adrichem, 2014 [20]	(1) PPC	vor Trainings- beginn: (5) MID; (6) FVC (forcierte vital Kapa- zität); (7) 1sFEV1; (8) inspira- torischer Spitzenfluss (PIF);	Vor OP: (5)–(8)	(1) PPC; (2) Liegedauer; (3) Tage auf Intensivstati- on; (4) Anzahl Reintubatio- nen; Durchführ- barkeit: (9) unerwünschte Ereignisse (10) Complian- ce; (11) selbst berichtete Teilnahme	(1) nach Kreonke et al.: Grad 1–4; höchster Grad gewertet; (2) [Tage]; (3) [Tage]; (4) #; (5) [cmH2o]; (6) [% des Referenzwertes]; (7) [% des Referenzwertes]; (8) [L/s]; (11) 10 Punkte Skala;

Liegedauer

Alle Studien, die postoperative Daten aufzeichneten, erfassten die Dauer des Kran- kenhausaufenthaltes.

Durchführbarkeit

Durchführbarkeit beschreibt die sichere und möglichst vollständige Durchführung der Interventionen. Diese kann anhand der erfassten Adhärenz bei ambulanten In- terventionen gemessen und anhand von Fragebögen über die selbst durchgeführten Einheiten erfasst werden. Zusätzlich spielt auch das Auftreten von unerwünschten Zwischenfällen (SAE) eine wichtige Rolle zur Beurteilung der Durchführbarkeit.

Beide Studien [20],[21],[22] zeichnen die Parameter Adhärenz, SAEs und die Teilnahme an den Trainingseinheiten auf. Dettling et al. [21] befragte seine Probanden nach der Zufriedenheit mit dem durchgeführten Programm anhand eines selbstentwickelten Fragebogens.

Ergebnisse in der Prähabilitationsphase

Das Training und die Messparameter zielten in beiden Studien [20],[21] auf die Verbesserung und Beobachtung der respiratorischen Funktionalität ab. In Tab. 3.18 werden die statistisch signifikanten Ergebnisse dargestellt und die genauen Werte der Änderungen genannt. Die Ergebnisse von Dettling et al. [21] ergaben eine Steigerung des maximalen inspiratorischen Drucks (MID), sowie des maximalen inspiratorischen Ausdauerdrucks (MID(2 min)). Auch im Vergleich lag die Interventionsgruppe bei beiden genannten Werten signifikant oberhalb der Werte der Kontrollgruppe. Das Ergebnis zeigte sich, obwohl in der Interventionsgruppe mehr Probanden mit einer positiven Rauchanamnese in den vergangenen acht Wochen vorlag und die Operationszeit im Durchschnitt eine halbe Stunde länger war.

Dettling et al. [21] verglich ein Atemtraining mit einer Standardtherapie, die kein präoperatives Atemtraining vorsah. Van Adrichem [20] hingegen verglich ein Atemtraining hoher Intensität mit einem Atemtraining niedrigerer Intensität, welches mehr die Ausdauer trainieren sollte. Passend zu den Ergebnissen von Dettling et al. konnten auch in dieser Studie beide Gruppen mit Atemtraining den MID signifikant steigern. Wenngleich die Kontrollgruppe mit dem weniger intensiven Training den absoluten Wert des MID stärker steigern konnte, war der Unterschied nicht von statistischer Relevanz.

Ein statistisch signifikanter Unterschied zugunsten der Kontrollgruppe zeigte sich jedoch bei dem maximalen Inspiratorischen Fluss (PIF), den die Kontrollgruppe signifikant steigern konnte. Des Weiteren zeigte sich in der Interventionsgruppe ein durchschnittlicher Verlust von 8 % der maximalen Einsekundenkapazität (FEV1(1s)).

Die genannten Ergebnisse konnten in ähnlicher Form auch von Cunha et al. beobachtet werden [19].

Postoperative Ergebnisse

Der Fokus bei der postoperativen Betrachtung der beiden Studien lag auf den perioperativen Daten wie der Liegedauer und den pulmonalen Komplikationen (PPC). In Tab. 3.19 werden die Ergebnisse der beiden Studien zusammenfassend dargestellt. Bei der Liegedauer zeigte sich bei van Adrichem et al. [20] eine verkürzte Liegedauer von über vier Tagen bei den Probanden der hochintensiv trainierenden Interventionsgruppe. Es konnte gezeigt werden, dass Probanden mit Komplikationen vom Grad 1 oder 2 eine kürzere Liegedauer brauchten. Obwohl Dettling et al. [21] in der Kontrollgruppe kein Atemtraining durchführte, konnte dieser Unterschied nicht nachgewiesen werden.

Tab. 3.18: Änderung der Parameter der Pateinten mit Ösophaguskarzinom durch Prähabilitation(G: Gruppe, I: Interventionsgruppe, K: Kontrollgruppe, ↑: Wert steigt, ↓ Wert sinkt, ↔: kein relevanter Unterschied, gleichbleibend, MID maximaler inspiratorischer Druck, FEV1 (1s): Einsekundenkapazität in % zum Referenzwert, PIF: maximaler inspiratorischer Fluss, [interquartil Spanne], * Rauchanamnese innerhalb der letzten 8 Wochen).

				Ausgangswerte	Messwertänderung nach Prähabilitationsphase: Vergleich präoperativer Wert zu Ausgangswert		
Autor	G	N	Unterschiede	MID p(max) [cmH2O]	MID P(2 min) [cmH2O]	FEV1 (1s) [% pred.]	PIF [l/s]
Dettling, 2013 [21]	I	39	↑ **Raucher*** +10 ↑ **OP-Zeit** +30 min. ↑ **NARCT** +33 %	↑ **+17** 90,5 [66–110] p < 0,001	↑ **+12** 41 [32–41] p < 0,001	–	–
	K	39	↔	↔	↔	–	–
	I vs. K	–	s. o.	↑ **90,5 vs. 56** p=0,001	↑ **41 vs. 24,5** p < 0,0005	–	–
van Adrichem, 2014 [20]	I	20	↔	↑ **+11** 104,5 [95–136] p=0,001	–	↓ **–8** 95 [87–113] p=0,018	↔
	K	19	↔	↑ **+29** 113 [86–126] p < 0,001	–	↔	↑ **+ 0,9** 7 [5,7–7,8] p=0,003
	I vs. K	–	↔	↔	–	↔	↓ **5,4 vs. 7,0** p=0,011

Tab. 3.19: Postoperative Ergebnisse von Probanden mit Ösophaguskarzinom (G: Gruppe, I: Interventionsgruppe, K: Kontrollgruppe, ↑: Wert steigt, ↓ Wert sinkt, ↔: kein relevanter Unterschied, gleichbleibend, LD: Liegedauer, PPC: postoperative pulmonale Komplikationen, rR: relatives Risiko).

| Autor | G | N | Postoperative Daten | | | | | 1. Tag post OP |
			LD [Tage]	PPC	Anzahl Re-intubationen	Pneumo-nien	MID p(max) [cmH20]
Dettling, 2013 [21]	I	39	13	↔	6	7	↓ −35,5
	K	39	12	↔	6	9	↓ −30,5
	I vs. K		↔	↔	↔	↔	–
van Adrichem, 2014 [20]	I	20	13,5 [11–16]	Gr. 1+2: 16 Gr. 3+4: 4	0	3	–
	K	29	18,0 [14–28]	Gr. 1+2: 8 Gr. 3+4: 11 rR: 2,9	4	8 rR: 2,81	
	I vs. K		↓ −4,5 p = 0,010	↓ p = 0,015 (Chi²)	↓ −4 p = 0,03	↔ p = 0,06	

Auch bei den PPCs konnten van Adrichem et al. [20] einen Zusammenhang mit dem vermehrten Auftreten in der Kontrollgruppe nachweisen. Es wurde ein relatives Risiko für das Auftreten von pulmonalen Komplikationen in der Kontrollgruppe von Grad 3 oder 4 von 2,9 ermittelt. Das spiegelt sich auch in der Anzahl der Reintubationen wieder, die signifikant häufiger in der Kontrollgruppe vonnöten waren. Ferner wurde ein relatives Risiko für eine Pneumonie für Probanden der Kontrollgruppe von 2,81 berechnet. Der Unterschied in der Häufigkeit war jedoch nicht statistisch signifikant (p = 0,060).

An dieser Stelle sollten auch noch einmal die Ergebnisse der ausgeschlossenen Studien berücksichtigt werden, die Hinweise auf einen Zusammenhang von niedriger körperlichen Leistungsfähigkeit mit erhöhter postoperativer Mortalität nach NARCT zeigen konnten [15]. Da die eingeschlossenen Studien sich ausschließlich mit dem Atemtraining befassten und keine kardiopulmonalen Leistungsdaten erfassten, sind die Ergebnisse nicht vergleichbar.

Durchführbarkeit

Durchweg alle eingeschlossenen Studien konnten als Ergebnis feststellen, dass die Durchführung von Prähabilitation möglich ist und davon keine medizinische Gefahr für den Probanden ausging. Lediglich ein mögliches unerwünschtes Ereignis wurde von van Adrichem [20] während des Trainingsprogramms festgestellt. Es sei möglich gewesen, dass das Auftreten von Spannungskopfschmerz eventuell mit der Intervention in Zusammenhang stehe.

Die Adhärenz zu den Trainingsprogrammen war insgesamt hoch. Eine Studie ermittelte eine Adhärenz von über 95 % [20],[22],[24], bei der es sich um supervisiertes ambulantes Training handelt. Diese Daten wurden durch wöchentliche Anrufe und Fragen zur selbst berichteten Adhärenz ermittelt.

Dettling et al. [21],[22] setzten des Weiteren einen Fragebogen zur Ermittlung der Patientenzufriedenheit ein. Wenig detailliert ließen Dettling et al. die Probanden die eigene Zufriedenheit auf einer Skala von 1 bis 10 bewerten. Das Ergebnis lag bei 8,42/10 und zeigte damit eine hohe Zufriedenheit.

Drop-Outs

In Tab. 3.20 werden die Anzahl der Drop-Outs zu verschiedenen Zeitpunkten, sowie deren Hauptgründe zu jeder Studie gezeigt.

Tab. 3.20: Vergleich der Drop-Outs und deren Hauptgründe (N: Anzahl an Probanden).

Autor	Ausgangs- N0	vor OP N1	nach OP N2	Drop-Outs ΔN0-N2	Hauptgründe
van Adrichem, 2014 [20]	45	41	39	6	keine Operation (2) Komorbidität (3)
Dettling, 2013 [21]	90	83	78	12	keine OP (6) Intervention < 2 Wochen (5)

3.5.8 Fazit

Alle Studien waren durchführbar und es konnten keine relevanten unerwünschten Ereignisse festgestellt werden. Das zeigt, dass grundsätzlich ein Prähabilitationsprogramm mit Bewegungsinterventionen bei Krebspatienten mit Ösophaguskarzinom möglich ist und diese keine zusätzliche Gefährdung für den Patienten darstellt.

Vorab sollte ferner festgestellt werden, dass die Prähabilitation ergänzend zu bereits bestehenden Therapiekonzepten zu sehen ist. Die Ergebnisse der Studien weisen in die Richtung, dass auch in der Onkologie eine Implementierung von Prähabilitation in den klinischen Alltag sinnvoll ist. Insgesamt war der Vergleich zwischen den Studien aufgrund der Heterogenität der Messparameter schwierig.

Die pulmonalen Parameter wie der maximal inspiratorische Druck (MID) und der inspiratorische Ausdauerdruck als Ausdruck der Funktionalität der Atemmuskulatur konnten durch das Atemtraining signifikant verbessert werden. Aufgrund vorheriger Betrachtung von vorhandenen Studien wird durch das intensive inspiratorische

Muskeltraining eine Reduktion von postoperativen pulmonalen Komplikationen vermutet [21],[25],[26],[27]. Dies konnten die Ergebnisse van Adrichems et al. nicht unterstützen, da die Probanden der Kontrollgruppe trotz höherer Werte des MID vermehrt Komplikationen erlitten. Dementsprechend war auch die mittlere Liegedauer um mehr als vier Tage kürzer bei Probanden, die das hochintensive Atemtraining durchführten. Auch die Zahl der Reintubationen war in der Kontrollgruppe verglichen mit der Interventionsgruppe signifikant höher [20]. Einschränkend zu diesen Ergebnissen räumen van Adrichem et al. ein, dass die Komplikationsrate bei der Kontrollgruppe insgesamt höher war, als in vorherigen Studien im gleichen Krankenhaus [20].

Die betrachteten Studien unterscheiden sich hinsichtlich des Settings und der Trainingsintensität voneinander. Dettling et al. [21] verglichen Ausdaueratemtraining zu Hause mit der üblichen Versorgung, während van Adrichem et al. [20] ein hochintensives supervisiertes Atemtraining drei Mal pro Woche durchführte. Die Kontrollgruppe van Adrichems et al. führte ein ähnliches Atemtraining wie die Interventionsgruppe von Dettling et al. durch und zeigte ebenso eine erhöhte Rate an Komplikationen nach Ösophagusoperation. Das könnte vermuten lassen, dass die Intensität der Intervention bei der Studie von Dettling et al., die zwei Jahre früher durchgeführt wurde, nicht ausreichend hoch war. Zudem merken sowohl Dettling et al. als auch van Adrichem et al. an, dass viele Probanden schon nach kurzer Zeit die maximale Trainingsintensität erreichten und aus diesem Grund die Verbesserung hätte noch deutlicher sein können.

Dettling et al. [21] diskutierten bereits in ihrer Studie, dass die Funktionalität des Zwerchfells bei der sehr invasiven Ösophagektomie stärker geschwächt werde als bisher angenommen. Diese Annahme konnte durch einen gemessenen starken Abfall des unmittelbar postoperativen MID in Interventions- und Kontrollgruppe unterstützt werden [21]. Auch Cunha et al. zeichneten diese Daten ab, da auch bei diesen Probanden der postoperative Wert für den MID auf das Level der Patienten ohne Training absank [19].

Die beiden Studien sind die ersten Studien im Kontext der Prähabilitation bei Ösophaguskarzinomen. In anderen Studien wurden Operationen in der Thoraxhöhle wie zum Beispiel Koronararterielle Bypässe untersucht. Diese stellten die Vermutung an, dass der MID ein guter prognostischer Parameter hinsichtlich POCs sei [26]. Wie van Adrichem et al. bereits darstellten, konnte diese These anhand ihrer Studie nicht unterstützt werden, da der MID in der Kontrollgruppe sogar mehr gesteigert werden konnte als in der Interventionsgruppe [20]. Trotzdem waren die Liegedauer und die Zahl der PPCs in der Interventionsgruppe verkürzt.

Anknüpfend an die kardiorespiratorische Funktionalität und den Erkenntnissen von Carney et al. sollte auch die Durchführung von CPET bei Patienten mit Ösophaguskarzinom in Betracht gezogen werden [28]. Dies wurde bereits von ersten Studien durchgeführt, die allerdings keine Bewegungstherapeutische Intervention durchführten, sondern den Leistungsabfall nach NAC im CPET nachwiesen [12],[15]. Die Ergebnisse waren dennoch richtungsweisend, da das kardiorespiratorische Leistungsniveau mit der 1-Jahres-Mortalität im Zusammenhang stand [15]. Ein weiterer wichtiger Hinweis ist, dass nun vermehrt NARCT bei Ösophaguskarzinomen durchgeführt werden, was die Bedeutung der ausgeschlossenen Studien von West und Sinclair et al. unterstützt. Das CPET würde zudem die gesamte kardiopulmonale Leistungsfähigkeit, also auch die Hilfe der Atemhilfsmuskulatur, in einer objektivierbaren Form berücksichtigen. Geht man von Patienten mit hoher Morbidität wie beim Ösophaguskarzinom aus, kann diese von maßgeblicher Bedeutung sein. Jack et al. stellten bereits die Frage, ob eine NARCT bei bekannt schlechtem CPET mehr Schaden zufügt als es Nutzen bringe [15]. Dies wiederum lässt zwei weitere Fragen zu: Sollte das CPET zur Risikostratifikation bei der Therapieplanung als Standard eingeführt werden und wäre nicht genau dann eine prähabilitative Bewegungsintervention, mit Ausdauertraining und gezieltem Atemtraining, eine geeignete Lösung, auch körperlich schwachen Patienten den Zugang zu NARCT und einer aussichtsreicheren Operation zu ermöglichen? Leider liegen derzeit keine Daten vor um diese Fragen evidenzbasiert zu beantworten. Es hat sich gezeigt, dass objektive Messmethoden angewandt werden müssten um eine Vergleichbarkeit sicherzustellen und auch die Langzeiteffekte aufgezeichnet werden müssten, um den möglichen Nutzen von Prähabilitation nachzuweisen.

Betrachtet man die Verkürzung der Liegedauer und das Auftreten von weniger Komplikationen als Sensor des nachhaltigen Erfolgs, so haben dies van Adrichem et al. [20] dennoch erreicht. Auch die Rate an pulmonalen Komplikationen wurde durch das Training vermindert [20],[29].

Zusammenfassend kann postuliert werden, dass bewegungstherapeutische Interventionen bei Patienten mit bösartigen Tumoren des Ösophagus sicher und durchführbar sind.

Die Studienlage ergibt, dass durch ein Training von mindestens zwei Wochen eine Verbesserung von prognostisch relevanten Faktoren möglich ist. Dabei hat sich das Volumen der Sauerstoffaufnahme in spiroergometrischer Leistungsdiagnostik als geeigneter Parameter herausgestellt, die pulmonalen Trainingseffekte zu objektivieren. Gleichzeitig könnte dieser Wert für die präoperative Risikostratifikation an Bedeutung gewinnen.

Atemtraining zeigte sich vor allem beim Ösophaguskarzinom als hilfreich. Die aktuell wenigen Studien konnten erste Hinweise hinsichtlich der Reduktion von Komplikationen und der Verkürzung der Liegedauer aufzeigen. Welche Messparameter ein effizientes Atemtraining dabei aussagekräftig abbilden, bleibt zu hinterfragen. Ein aussagekräftiger Nachweis kann nur durch größere randomisierte Studien gelingen, die in vergleichbarer Weise die Leistungsfähigkeit hinsichtlich sowohl pulmonaler Parameter als auch kardiorespiratorischer Parameter, im Optimalfall mit Langzeitergebnisse, abbilden.

Natürlich ist die Evidenz aufgrund der wenigen Studien stark eingeschränkt, doch lassen sich vermutlich in größeren Studien weitere wichtige Effekte belegen, sofern man bedenkt, dass die Trainingsprogramme dann auch hinsichtlich der kardiopulmonalen Leistungsfähigkeit wirksam sind, und diese wiederum mit Komplikationen und dem Überleben in Zusammenhang stehen können.

Literatur

[1] Porschen R, Buck A, Fischbach W, et al. S 3-Leitlinie Diagnostik und Therapie der Plattenepithelkarzinome und Adenokarzinome des Ösophagus (Langversion 1.0–September 2015, AWMF-Registernummer: 021/023OL). Zeitschrift fur Gastroenterologie. 2015;53(11):1288-347.

[2] Datensatz des ZfKD auf Basis der epidemiologischen Landeskrebsregisterdaten, verfügbare Diagnosejahre bis 2013 [Internet]. Robert Koch-Institut. 2016 [abgerufen am 05.06.2017]. Verfügbar unter: http://www.krebsdaten.de/.

[3] Arnold M, Soerjomataram I, Ferlay J, Forman D. Global incidence of oesophageal cancer by histological subtype in 2012. Gut. 2015;64(3):381-7.

[4] Herold G. Innere Medizin: Eine vorlesungsorientierte Darstellung; unter Berücksichtigung des Gegenstandskataloges für die Ärztliche Prüfung; mit ICD 10-Schlüssel im Text und Stichwortverzeichnis. Köln: Herold, 2017.

[5] Jain S, Dhingra S. Pathology of esophageal cancer and Barrett's esophagus. Annals of cardiothoracic surgery. 2017;6(2):99-109.

[6] Offner FA. Ätiologie, Molekularbiologie und Pathologie des Plattenepithelkarzinoms des Ösophagus. Der Pathologe. 2000;21(5):349-57.

[7] Glatz T, Marjanovic G, Zirlik K, et al. Chirurgische Therapie des Ösophaguskarzinoms. Der Chirurg. 2015;86(7):662-9.

[8] Biere SS, van Berge Henegouwen MI, Maas KW, et al. Minimally invasive versus open oesophagectomy for patients with oesophageal cancer: a multicentre, open-label, randomised controlled trial. Lancet. 2012;379(9829):1887-92.

[9] Hulscher JB, van Sandick JW, de Boer AG, et al. Extended transthoracic resection compared with limited transhiatal resection for adenocarcinoma of the esophagus. The New England journal of medicine. 2002;347(21):1662-9.

[10] Schroder W, Bollschweiler E, Kossow C, Holscher AH. Preoperative risk analysis--a reliable predictor of postoperative outcome after transthoracic esophagectomy? Langenbeck's archives of surgery/Deutsche Gesellschaft fur Chirurgie. 2006;391(5):455-60.

[11] Roukema JA, Carol EJ, Prins JG. The prevention of pulmonary complications after upper abdominal surgery in patients with noncompromised pulmonary status. Archives of surgery (Chicago, Ill : 1960). 1988;123(1):30-4.

[12] Sinclair R, Navidi M, Griffin SM, Sumpter K. The impact of neoadjuvant chemotherapy on cardiopulmonary physical fitness in gastro-oesophageal adenocarcinoma. Ann R Coll Surg Engl. 2016;98(6):396-400.

[13] Hartmann J, Bohle W, Burkart C, et al. Ösophagus-und Magenkarzinom. Schriftenreihe „Therapieempfehlungen" des Südwestdeutschen Tumorzentrums – Comprehensive Cancer Center Tübingen. 2009.

[14] Courneya KS. Exercise in cancer survivors: an overview of research. Med Sci Sports Exerc. 2003;35(11):1846-52.

[15] Jack S, West MA, Raw D, et al. The effect of neoadjuvant chemotherapy on physical fitness and survival in patients undergoing oesophagogastric cancer surgery. Eur J Surg Oncol. 2014;40(10):1313-20.

[16] Tatematsu N, Ezoe Y, Tanaka E, et al. Impact of neoadjuvant chemotherapy on physical fitness, physical activity, and health-related quality of life of patients with resectable esophageal cancer. American journal of clinical oncology. 2013;36(1):53-6.

[17] Tatematsu N, Hasegawa S, Tanaka E, Sakai Y, Tsuboyama T. Impact of oesophagectomy on physical fitness and health-related quality of life in patients with oesophageal cancer. Eur J Cancer Care (Engl). 2013;22(3):308-13.

[18] Tatematsu N, Park M, Tanaka E, Sakai Y, Tsuboyama T. Association between physical activity and postoperative complications after esophagectomy for cancer: a prospective observational study. Asian Pac J Cancer Prev. 2013;14(1):47-51.

[19] Cunha FMR, Ruas G, Fanan JMV, Crema E, Volpe MS. Effects of preoperative respiratory muscle training on early and late postoperative outcome of patients undergoing esophageal surgery. Intensive care medicine [Internet]. 2013;39:369.

[20] van Adrichem EJ, Meulenbroek RL, Plukker JT, Groen H, van Weert E. Comparison of two preoperative inspiratory muscle training programs to prevent pulmonary complications in patients undergoing esophagectomy: a randomized controlled pilot study. Ann Surg Oncol. 2014;21(7):2353-60.

[21] Dettling DS, van der Schaaf M, Blom RL, et al. Feasibility and effectiveness of pre-operative inspiratory muscle training in patients undergoing oesophagectomy: a pilot study. Physiother Res Int. 2013;18(1):16-26.

[22] Dronkers JJ, Lamberts H, Reutelingsperger IM, et al. Preoperative therapeutic programme for elderly patients scheduled for elective abdominal oncological surgery: a randomized controlled pilot study. Clinical rehabilitation. 2010;24(7):614-22.

[23] Kroenke K, Lawrence VA, Theroux JF, Tuley MR. Operative risk in patients with severe obstructive pulmonary disease. Archives of internal medicine. 1992;152(5):967-71.

[24] West MA, Loughney L, Lythgoe D, et al. Effect of prehabilitation on objectively measured physical fitness after neoadjuvant treatment in preoperative rectal cancer patients: a blinded interventional pilot study. Br J Anaesth. 2015;114(2):244-51.

[25] Dronkers J, Veldman A, Hoberg E, van der Waal C, van Meeteren N. Prevention of pulmonary complications after upper abdominal surgery by preoperative intensive inspiratory muscle training: a randomized controlled pilot study. Clinical rehabilitation. 2008;22(2):134-42.

[26] Hulzebos EH, Helders PJ, Favie NJ, et al. Preoperative intensive inspiratory muscle training to prevent postoperative pulmonary complications in high-risk patients undergoing CABG surgery: a randomized clinical trial. Jama. 2006;296(15):1851-7.

[27] Weiner P, Zeidan F, Zamir D, et al. Prophylactic inspiratory muscle training in patients undergoing coronary artery bypass graft. World journal of surgery. 1998;22(5):427-31.

[28] Carney A, Dickinson M. Anesthesia for esophagectomy. Anesthesiol Clin. 2015;33(1):143-63.

[29] Cho H, Yoshikawa T, Oba MS, et al. Matched pair analysis to examine the effects of a planned preoperative exercise program in early gastric cancer patients with metabolic syndrome to reduce operative risk: the Adjuvant Exercise for General Elective Surgery (AEGES) study group. Ann Surg Oncol. 2014;21(6):2044-50.

3.6 Karzinome des Verdauungstraktes: Leber- und Magenkarzinom

Philipp Koll, Freerk T. Baumann

3.6.1 Epidemiologie

Das **Hepatozelluläre Karzinom (HCC)** ist ein maligner Primärtumor der Leber und geht meist aus einer chronischen Lebererkrankung hervor. Häufig ist die einzig kurative Option eine Lebertransplantation. 90 % der malignen Tumore der Leber sind Metastasen von anderen Tumoren [1],[2].

In Deutschland ordnet sich das HCC weit hinten in der Krebsstatistik ein. Weltweit liegt das HCC hingegen an Platz fünf hinsichtlich der Anzahl an Neuerkrankungen und hinsichtlich der Sterbefälle sogar an Platz 2 [3]. Weltweit am häufigsten kommt das HCC in Südostasien und Afrika vor. Gegenüber vielen anderen Tumorentitäten mit rückläufigen Neuerkrankungsraten wird beim HCC in Deutschland ein steigenden Trend von über 1,5 % für die Anzahl an Neuerkrankungen in den Jahren von 2003 bis 2012 beobachtet [4].

Es wurde im Jahre 2012, bei der letzten Datenerhebung, bei knapp 8.800 Menschen in Deutschland ein HCC mit einem mittleren Alter von 70 Jahren diagnostiziert. Beim HCC waren weitaus mehr Männer betroffen: Die altersstandardisierte Neuerkrankungsrate lag bei Männern und Frauen bei 10,3/100.000 respektive 3,5/100.000. Die Sterberate zeigt sich in Deutschland stabil, ist aber dennoch sehr hoch. Knapp 7.500 Menschen starben 2012 an den Folgen des HCC was einer Sterberate für Männer von 8,1/100.000 entspricht. Dementsprechend zeigt sich auch eine niedrige relative 5-Jahres-Überlebensrate von nur 16 % [4].

Das **Magenkarzinom** ist das sechsthäufigste Karzinom in Deutschland und macht einen Anteil von sechs Prozent an allen Karzinomen aus. Bei der letzten Datenerhebung 2012 erkrankten über 15.000 Menschen an Magenkrebs [4].

Die altersstandardisierte Neuerkrankungsrate lag 2012 bei Männern bei 15,5/100.000 und bei Frauen bei 7,9/100.000. So liegt die aktuelle 5-Jahres-Prävalenz bei 33.200 Fällen [4].

Die Sterblichkeit der Erkrankung lag bei etwa 10.000 Fällen im Jahr 2013, was einer altersstandardisierten Rate bei Männern und Frauen pro 100.000 Einwohner von 9 beziehungsweise 4,6 entspricht. Das entspricht einer 5-Jahres-Überlebensrate von 30 %. Das mittlere Erkrankungsalter lag 2012 bei über 70 Jahren [5],[6].

Seit 1970 ist die Zahl der Magenkarzinome und die damit verbundene Sterblichkeit durch die Erkrankung stark rückläufig. Der Rückgang der Zahlen wird auf veränderte Ernährungsgewohnheiten, wie den ganzjährigen Konsum von Obst- und Gemüse, sowie auf eine effektive Helicobacter pylori Eradikationstherapie zurückgeführt (siehe Kap. 3.6.2).

3.6.2 Ätiologie

Die Ätiologie des **Leberkarzinoms HCC** liegt vor allem im Auftreten von chronischen Lebererkrankungen begründet. Oftmals entwickelt sich im Verlauf der chronischen Erkrankung eine Leberzirrhose, die heutzutage als Präkanzerose angesehen wird und mit einem stark erhöhten Karzinomrisiko einhergeht [1]. In 80 % der weltweiten HCCs ist die Ursache eine chronische Hepatitis B Infektion. Das erklärt neben dem hohen Vorkommen in Südostasien und Afrika auch die insgesamt hohe Zahl an Erkrankungen. In Deutschland ist diese Ursache seit Einführung der Hepatitis B Impfung im Jahre 1997 immer weniger von Bedeutung [7]. Es stehen in Deutschland vielmehr Lebererkrankungen als Folge einer chronischen Hepatitis C Infektion und des chronischen Alkoholabusus im Mittelpunkt. Noch nicht lange bekannt ist der Zusammenhang der Nicht-Alkoholischen Fettleberhepatitis (NASH) und dem HCC [1],[8]. Die steigenden Neuerkrankungsraten sind in Deutschland und anderen Industrienationen mit dem Anstieg der Diagnose des metabolischen Syndroms und einem Typ 2 Diabetes assoziiert, welche in Kombination wiederum vermehrt zu einer NASH und damit zum HCC führen können [9]. Insgesamt liegt in Deutschland etwa neun Prozent der HCCs ursächlich vermutlich eine NASH zugrunde [10]. Ferner sind auch andere Lebererkrankungen wie der Alpha-1-Antitrypsinmangel, die Hämochromatose oder der Morbus Wilson mit einem erhöhten Risiko für das Auftreten eines HCC behaftet. Als Hochrisikopatienten, denen eine engmaschige Kontrolle zur möglichen Früherkennung einer Tumorerkrankung empfohlen wird, gelten derzeit Patienten mit Leberzirrhose, chronischer Hepatitis B und C Infektion und mit NASH [1],[6].

Häufigste Ursache für ein **Magenkarzinom** ist die bakterielle Gastritis, die durch die Besiedlung des unteren Magenabschnitts durch das Bakterium Helicobacter Pylori (H. pylori) ausgelöst wird. H. pylori wurde 1994 von der WHO als Klasse 1 Kanzerogen eingestuft [11]. In 90 % der Fälle von Frühkarzinomen des Magens konnte H. Pylori als auslösende Ursache festgestellt werden. Auch die atrophische Autoimmungastritis, Morbus Ménétrier und die Polyposis des Magens können in eine maligne Tumorerkrankung übergehen [6]. Dies geschieht meist zunächst über eine Metaplasie des Zylinderepithels, bis hin zur vollständigen Entartung der Zelle [12]. Bei der Entstehung des Magenkarzinoms sind die Lebensgewohnheiten von Bedeutung. So werden Tabakrauch und Alkohol als gesicherte Risikofaktoren angesehen. Neben diesen kann das Risiko durch die Ernährung zum einen durch den Verzehr von viel geräucherten oder gepökelten Speisen erhöht werden. Zum anderen kann das Risiko durch den Verzehr antioxidativer Nahrungsmittel die Vitamin A, E und C enthalten gesenkt werden. Der protektive Einfluss von Obst wird derzeit noch diskutiert, scheint aber auch mit einem geringeren Risiko vergesellschaftet zu sein [12],[13]. Übergewicht ist nach aktuellem Kenntnisstand nur bei dem Karzinom des gastroösophagealen Übergangs von ätiopathogenetischer Bedeutung, für die restlichen Magenkarzinome jedoch nicht [6],[13]. Die genetischen Einflüsse sind für einzelne Erkrankungen nachgewiesen, spielen aber der Häufigkeit des Auftretens nach eine untergeordnete Rolle.

So gehen das HNPCC, die FAP und das Peutz-Jeghers-Syndrom mit einem erhöhten Risiko für das Magenkarzinom einher. Eine positive Familienanamnese erhöht das Risiko an bestimmten Magenkarzinomen zu erkranken [14].

3.6.3 Diagnostik und Therapie

In frühen Stadien des **Leberkarzinoms (HCC)** ist nicht mit dem Auftreten spezifischer Symptome zu rechnen. Deswegen etabliert sich mehr und mehr das Aufspüren von Risikopatienten (siehe Kap. 3.6.2) und deren Kontrolluntersuchungen um die Sterblichkeit zu verringern [1]. Entwickelt sich das Karzinom auf dem Boden einer Zirrhose, so treten zunächst deren Symptome auf. Diese sind knotiger Umbau der Leber, vor allem ein Völlegefühl im Oberbauch, eine Zunahme des Bauchumfangs, Hautveränderungen, Ikterus, Juckreiz, eine allgemeine Leistungsminderung und Abgeschlagenheit. Auch diese Symptome treten erst bei schon fortgeschrittener Leberzirrhose auf [15]. Im Verlauf können ein Kapseldehnungsschmerz, Gewichtsverlust oder Blutungen auftreten [6].

Diagnostisch ist vor allem die Bildgebung von zentraler Bedeutung. Das HCC ist ein stark vaskularisierter Tumor, der hauptsächlich aus einer Arterie gespeist wird. Das kann sich diagnostisch zunutze gemacht werden, da man in der Kontrastmittel-Sonographie und der Kontrastmittel-CT/MRT eine starke frühe arterielle Anreicherung von Kontrastmittel mit Hypervaskularisierung und einem anschließenden portal-venösen, sogenannten Wash-Out-Phänomen, beobachten kann. Diese Darstellung ist so charakteristisch, dass sie zur Diagnosestellung ausreichen kann [16],[17]. Sind die Befunde nicht eindeutig genug für eine Diagnosestellung, sollte eine Biopsie durchgeführt werden [8]. Zur lokalen Ausbreitungsdiagnostik wird in den aktuellen Leitlinien ein Kontrastmittel-MRT empfohlen [18]. Dieses sollte zur Suche nach Fernmetastasen durch ein CT des Thorax ergänzt werden [8]. Die Metastasierung erfolgt vor allem in der Lunge, den Knochen und dem Gehirn [6]. Zur Verlaufskontrolle wird in der Klinik vor allem das Alpha-Fetoprotein (AFP) als Tumormarker genutzt [8].

Die Therapie des HCC ist maßgeblich abhängig vom BCLC-Score des Patienten, sowie der exakten Lage des Tumors innerhalb der Leber [19]. Es kann allgemein festgehalten werden, dass im BCLC-Stadium A, also bei Patienten mit guter Leberfunktion und relativ kleinen Tumoren eine kurative Therapie möglich ist [1],[8].

Die Therapie der Wahl für Patienten mit Leberzirrhose stellt dabei immer eine orthotope Lebertransplantation dar. Dazu muss geprüft werden, ob der Patient die sogenannten Mailand Kriterien erfüllt und für eine Transplantation in Frage kommt [1]. Um diesen Kriterien zu entsprechen darf der Primärtumor nicht größer als 5 Zentimeter sein, dürfen nicht mehr als drei, drei Zentimeter große, Tumore vorliegen, keine makroskopische Gefäßinvasion und keine Fernmetastasierung vorliegen [8]. Da es nicht genug Spenderorgane gibt, ist oftmals eine Transplantation innerhalb von sechs Monaten nicht möglich. In dem Fall können verschiedene Bridging Verfahren zum Einsatz kommen, um die Zeit bis zur Transplantation zu überbrücken [1]. Ein Bridging kann mithilfe einer transarteriellen Chemoembolisation (TACE) verwirklicht werden, um nicht aus den Mailand-Kriterien für die Transplantation herauszufallen. Dazu wird über einen Katheter ein in Kontrastmittel gelöstes Chemotherapeutikum in die tumorversorgenden Arterien gegeben. Dadurch kommt es zu einem Verschluss der Arterien, mit der Folge einer Unterversorgung und einem Untergang des Tumorgewebes. Die TACE hat sich häufig als wirksam zum Downstaging erwiesen [20].

Potenziell kurativ, aber auch im Sinne eines Downstagings, kann auch eine Resektion vorgenommen werden, bei der allerdings eine hohe Rezidivrate imponiert [21]. Somit ist die Resektion nur bei BCLC Stadium 0 als kurative Therapie akzeptiert [8]. Zudem kommt es bei der Operation häufig zu schwerwiegenden Komplikationen bis hin zum Tod, insbesondere bei vorliegender Zirrhose in höherem Stadium [22],[23].

Zuletzt steht als kurativer Ansatz im Frühstadium die Durchführung einer Radiofrequenzablation zur Verfügung [1],[8]. Bei der Radiofrequenzablation wird eine Nekrose der Tumorzellen durch Hyperthermie herbeigeführt. Bei diesem Verfahren ist die Rezidivrate noch höher als bei der Resektion, doch kommt es gleichzeitig zu weniger Komplikationen.

Mithilfe dieser drei Methoden kann insgesamt ein 5-Jahres Überleben im Frühstadium von 40–70 % erreicht werden [1]. Hinsichtlich der postoperativen Mortalität wurde herausgefunden, dass es neben der Leberschädigung weitere prädiktive Faktoren gibt. So wurde eine schlechte Sauerstoffaufnahmekapazität in einem kardiopulmonalen Leistungstest mit dem Tod der Studienteilnehmer in Zusammenhang gebracht [24]. Ein weiteres großes Problem ist das Auftreten von Fatigue im Zusammenhang mit dem HCC und der Lebertransplantation. Auch nach der Lebertransplantation leiden viele Patienten an Fatigue und verminderter körperlicher Leistungsfähigkeit. Darunter leidet auch die gesundheitsbezogene Lebensqualität der Patienten [25],[26],[27].

Wesentlich häufiger werden die Tumore jedoch im Intermediär- oder Spätstadium erkannt [6]. Ab dem Intermediärstadium kommt die Transplantation der Leber nicht mehr in Frage. Das Überleben kann als Methode der Wahl mithilfe von TACE um einige Monate verlängert werden [28]. Gelingt kein Einhalt des Tumorprogresses oder kann die TACE aufgrund von Kontraindikationen nicht angewandt werden, gibt es neuerdings auch die Möglichkeit der inneren Radioablation, bei der radioaktive Substanzen in das Tumorgebiet eingeschwemmt werden. Diese Strahlung führt zu einer irreparablen Schädigung der Zelle und deren Untergang [29].

Bei einer weiter fortgeschrittenen Erkrankung, ab BCLC-Score 3, gibt es als Therapieoption eine Chemotherapie in Form des Tyrosinkinaseinhibitors Sorafenib [8]. Dieser kann den Patienten mit einer weitgehend erhaltenen Leberfunktion (Child-Pugh A) eine Lebensverlängerung von wenigen Monaten ermöglichen [30]. Klassische Nebenwirkungen dieser Chemotherapie sind eine Hauterkrankung in Form des Hand-Fuß-Syndroms, Appetitlosigkeit, Diarrhoe und arterielle Hypertonie [31]. Bei allen anderen Patienten mit schlechterer Leberfunktion sollte der Einsatz sehr gut abgewogen werden. Befindet sich der Tumor im Endstadium (BCLC-D) sollte nur noch eine supportive Therapie durch ein Palliativteam erfolgen, da die Lebenserwartung nur etwa drei bis vier Monate beträgt und keine Therapiemöglichkeiten mehr zur Verfügung stehen [1].

Das **Magenkarzinom** wird häufig als „stummer" Tumor beschrieben, da die Symptome erst spät auftreten und nicht sehr spezifisch sind. Bei 50 % der Patienten ist keine Symptomatik festzustellen. Deswegen sollte schon bei bestimmten mit dem Magenkarzinom assoziierten Symptomen weitere Diagnostik zur Abklärung des Verdachts erfolgen. Zu diesen recht unspezifischen Symptomen gehören Inappetenz, Gewichtsverlust, nahrungsabhängige Oberbauchschmerzen, Schluckbeschwerden, rezidivierendes Erbrechen und obere gastrointestinale Blutungen. Ausdruck dieser Blutungen, die auch sehr gering ausfallen können wäre eine Anämie, Teerstühle und ein Abfall der Leistungsfähigkeit [32].

Ist der Magenausgang im Bereich des Pylorus betroffen, können auch Völlegefühl und Übelkeit auftreten. In der Literatur ist immer wieder die Abneigung gegen Fleisch und fettige Speisen als Symptom aufgeführt. Dieses Symptom wird in den Leitlinien nicht aufgegriffen und rechtfertigt allein keine ÖGD [13]. Bei weit fortgeschrittenen Erkrankungen wäre ein Aszites, tast- oder sichtbare Knoten oder eine vergrößerte Leber in der Untersuchung festzustellen [6],[13],[33]. Zur Abklärung der Ursachen für die Symptome sollte primärdiagnostisch eine endoskopische ÖDG mit einer umfassenden Probeentnahme aus suspekten Läsionen erfolgen.

Die Proben müssen feingeweblich untersucht und histologisch eingeordnet werden. Bestätigt sich der klinische Verdacht histologisch nicht, ist eine erneute Endoskopie mit weiteren Biopsien aus dem Umfeld zu veranlassen. Gelingt auch dann der Nachweis einer Malignität trotz fortbestehendem klinischen Verdacht nicht, sollte ein endoskopischer Ultraschall, gegebenenfalls in Verbindung mit einer sogenannten Trucut-Biopsie zur weiteren Abklärung erfolgen [34],[35].

Nach Diagnosesicherung folgt das Tumorstaging mithilfe weiterer Ausbreitungsdiagnostik. Diese sollte laut Leitlinien eine B-Bild Sonographie, ein CT Thorax und Abdomen und eine oben beschriebene Endosonographie umfassen. Besonderer Fokus liegt auf der Metastasensuche in der Leber und Lunge, die mithilfe der Sonographie sowie des CTs zuverlässig durchzuführen ist [13]. Der Lymphknotenbefall ist etwas schwieriger zu beurteilen und es wird zu einer Feinnadelbiopsie bei verdächtigen Lymphknoten geraten [13].

Als kurative Therapieoption kommt für das Magenkarzinom nur eine Resektion des Tumorgebietes, gegebenenfalls mit einer kompletten Entfernung des Magens, mit einer einhergehenden umfangreichen Lymphadenektomie in Betracht. Dabei können nur 45 % der Magenkarzinome kurativ reseziert werden. Als nicht kurativ operabel gelten dabei über das Lymphknotenniveau des Truncus Coeliacus hinaus metastasierte Karzinome. Sowohl neoadjuvant- als auch adjuvant kommt in bestimmten Konstellationen der Einsatz von Radiochemotherapie in Betracht [2],[6].

In-situ und Frühkarzinome können endoskopisch en-bloc entfernt werden und haben mit einem 5-Jahres-Überleben von 95 % eine gute Prognose. Bei den übrigen operablen Tumoren ist die Gastrektomie mit Entfernung des großen sowie des kleinen Netzes zusammen mit den perigastrischen und weiter entfernteren Lymphknoten der Standardeingriff. Eine subtotale Magenoperation ist dabei je nach Lage möglich, wenn abhängig von Differenzierung des Tumors nach Laurén ein Sicherheitsabstand von 5 beziehungsweise 8 Zentimetern eingehalten werden kann. Somit ist bei proximal gelegenen Tumoren meist eine komplette Gastrektomie nötig. Befinden sich die Tumore am gastroösophagealen Übergang muss auch ein Teil des Ösophagus reseziert werden [13],[32].

Wichtig für die Prognose ist der postoperative Lymphknotenstatus. In Deutschland ist der Standard zur Entfernung der Lymphknoten eine sogenannte D 2 Lymphadenektomie, die zusätzlich zu den perigastrischen Lymphknoten, die Entfernung der Lymphknoten entlang der versorgenden Arterien bis zum Truncus Coeliacus sowie dem Leber- und Milzhilus vorsieht. Gelingt die R0-Resektion ist eine 5-Jahresüberlebensrate von zirka 40 % zu erwarten [6],[13],[14].

Nach der Gastrektomie kann eine Rekonstruktion des Verdauungstraktes auf verschiedene Weisen erreicht werden und muss im Einzelfall je nach Lage des Tumors und den Erfahrungen des Operateurs festgelegt werden. Weit verbreitet ist dabei die Roux-Y-Anastomose, bei der der Magenstumpf bzw. der Ösophagus mit dem Jejunum verbunden wird und das Duodenum Y-förmig mit dem Jejunum End-zu-seit anastomosiert wird. Das Duodenum endet bei dieser Variante nach proximal blind und wird nicht vom Nahrungsbrei passiert [6],[32].

Die häufigsten Operationskomplikationen stellen bei Gastrektomie eine Anastomoseninsuffizienz in 9 % der Fälle und intraabdominelle Abszesse dar. Dabei konnte vermehrtes intraabdominelles Bauchfett als Risikofaktor für die Entwicklung von Komplikationen festgestellt werden [36]. Ebenso konnte ein Zusammenhang zwischen intraabdominellem Bauchfett und der Anzahl der entnommenen Lymphknoten gezeigt werden [37].

Eine perioperative Radiochemotherapie kann ab einem Tumorstadium T 2 durchgeführt werden. Die Datenlage zu perioperativer Chemotherapie geht mehr und mehr in Richtung eines Vorteils neoadjuvanter Therapieverfahren, vor allem bei fortgeschrittenen Stadien [38]. Die adjuvante Therapie ist für die Patienten sehr belastend und kann oftmals nicht durchgeführt werden. Eine japanische Studie stellte die adjuvante Chemotherapie als signifikanten Einflussfaktor auf postoperativen Verlust von Skelettmuskulatur heraus [39]. Deswegen ist der Beginn einer adjuvanten Therapie individuell und kritisch zu hinterfragen [40]. Da es keine eindeutigen Empfehlungen gibt und die Patienten der in der Arbeit betrachteten Studie keine Radiochemotherapie erhielten, soll darauf an dieser Stelle nicht weiter eingegangen werden.

Als Folge der Operation kommt es oft zum Gewichtsverlust aufgrund verkürzter Passagezeiten und Malabsorption im Verdauungstrakt. Zusätzlich muss durch den

Wegfall endokriner Funktionen des Magens an die Substitution von Vitamin B12 und Pankreasenzymen gedacht werden [13].

Palliativ stehen vor allem die operative Wiederherstellung der Magen-Darm-Passage und eine Chemotherapie im Mittelpunkt. Es sollte der Her2-Expressionsstatus vor Beginn einer Chemotherapie erfolgen, um die Möglichkeit des Einsatzes von Antikörpern in der Palliativversorgung zu ermitteln [40].

3.6.4 Bewegungstherapeutische Interventionen in der Prähabilitation beim Leber- und Magenkarzinom

Zieldefinition und Aufgabenfeld beim Leber- und Magenkarzinom

Ein Hauptproblem nach Lebertransplantation und Leberresektion ist das Auftreten des Fatigue-Syndroms. Gleichwohl ist auch beim **Leberkarzinom HCC** ein Verlust an Skelettmuskulatur und ein Rückgang der körperlichen Aktivität zu verzeichnen [41]. Es gibt nur wenige Daten zur bewegungstherapeutischen Rehabilitation nach Leberresektion oder Radiofrequenzablation. Bei lebertransplantierten Patienten mit Fatigue-Symptomatik wurde im Rahmen einer kleinen Studie eine verbesserte Alltagsfunktion und eine bessere gesundheitsbezogene Lebensqualität durch ein supervisiertes Trainingsprogramm im Rahmen einer Rehabilitation festgestellt [26]. Auf dieser Grundlage empfiehlt die aktuelle Leitlinie ähnlich zu anderen Krebserkrankungen ein leichtes Ausdauertraining zur Rehabilitation [8].

Die Frührehabilitation beim **Magenkarzinom** dient vor allem der richtigen Ernährung und der Zurückführung zu annähernd normalen Ernährungsgewohnheiten. Die Patienten verlieren durch Adaptionsprozesse an Gewicht. Bereits am Tag nach der Operation soll über eine enteral liegende Sonde Nahrung gegeben werden. Die Rehabilitation sieht eine enge Kontrolle des Ernährungszustandes sowie die Detektion möglicher Komplikationen vor. Für eine anschließende Rehabilitation nach dem Krankenhausaufenthalt gibt es inhaltlich keine speziellen Empfehlungen für das Magenkarzinom. Wie bei anderen Tumorentitäten soll auf psychosozialer, edukativer und bewegungstherapeutischer Ebene eine möglichst weitreichende Wiederherstellung des Ausgangszustandes erreicht werden [13].

Auftretende Fatigue-Syndrome sollen laut S 3-Leitlinie auch mit leichtem Ausdauertraining behandelt werden. Grundlage liefert die Empfehlung eines Cochrane-Reviews zu Bewegungsinterventionen bei soliden Tumoren, dessen Ergebnisse auch für das Magenkarzinom als valide angesehen werden [41]. Eine genauere Angabe über Intensität und Bewegungsform wird in den Leitlinien jedoch nicht getroffen [13].

Prähabilitative Interventionen spielen in der Behandlung von Leber- und Magenkarzinomen bislang eine untergeordnete Rolle, da die prähabilitative Datenlage in diesem Kontext noch nicht aussagekräftig ist [15]. Es können beim Leber- und Magenkarzinom relevante Ziele verfolgt werden, die jedoch erst zum geringen Anteil wissenschaftlich untersucht wurden.

Die Prähabilitation kann somit beim Leber- und Magenkarzinom die Zeit **vor der Operation, vor der Chemotherapie** und **vor der Bestrahlung** bezeichnen, um die Patienten aus physischer wie auch psychischer Sicht durch gezielte Trainingsinterventionen zu stabilisieren oder zu verbessern.

Die Zielsetzung der betrachteten Studien liegt darin ein höheres Maß an körperlicher Fitness zu erreichen, um die Operation und die damit einhergehende Ruhigstellung bestmöglich und komplikationslos zu verkraften. Als Interventionen wurden klassische und moderne Trainingsformen, die auch schon aus dem rehabilitativen Bereich bekannt sind, angewendet. Neben dem Patientenkollektiv ist vor allem der Trainingszeitpunkt, wie das Training vor einer OP oder während einer neoadjuvanten Chemotherapie noch wenig erforscht.

Somit können insgesamt folgenden Ziele beim Leber- und Magenkarzinom formuliert werden:
- Verhinderung von Bewegungsmangelsymptomen (Atrophien, Adhäsionen etc.)
- Verhinderung von Chemotherapie und/oder Bestrahlung und/oder OP induzierten Nebenwirkungen, die das Bewegungsverhalten beeinflusst (Fatigue, Übelkeit, PNP etc.)
- Verhinderung der Gewichtsabnahme (Kachexie)
- Durchblutungsförderung der zu operierenden bzw. zu bestrahlenden Region
- Aktivierung von Wundheilungsmechanismen
- Förderung von Regenerationsprozessen
- Reduzierung von Wundheilungsstörungen
- Verhinderung von Infektionen
- Psychische Stabilisierung
- Reduzierung der Krankenhaustage

3.6.5 Bewegungstherapeutische Prähabilitation beim Leber- und Magenkarzinom

Um die prähabilitative Wirksamkeit beim Leber- und Magenkarzinom abzubilden, wurden in diesem Kapitel nur Originalarbeiten eingeschlossen, bei denen kein multimodales Interventionsprogramm z. B. mit ergänzender Ernährung, Psychoonkologie oder Pharmakotherapie durchgeführt wurde (siehe Tab. 3.21).

Ausdauertraining

Am häufigsten wird in den betrachteten Studien das Ausdauertraining (AT) als primäre Trainingsform genutzt. Diese Trainingsform wirkt sich vor allem auf die kardiale und respiratorische Leistungsfähigkeit aus [45]. Beim AT kommen insbesondere das Fahrradergometer, das Laufband und das Gehtraining im Freien zur Anwendung. Beim Fahrradergometer und Laufband handelt sich um stationäre Trainingsgeräte, die Radfahren und Gehen beziehungsweise Laufen simulieren. Demnach können die

Tab. 3.21: Eckdaten eingeschlossener Studien.

Autoren	Studien-design	Studiendauer [M]	N	Krebsart (+Diagno-se)	Alter [J]	Anteil Männer [%]	BMI	Ort
Dunne, 2016 [42]	RCT	17 08.2011 – 02.2013	38	Kolo-rektale Leberme-tastase	62	70,3	29,5	Aintree University Hospital, Liverpool, UK
Kaibori, 2013 [43]	RCT	15 12.2008 – 02.2010	51	Leber (HCC)	70	70,5	n. a.	Kansai Medical University, Osaka, Japan
Cho, 2014 [44]	CT, in-dividuelle Daten-bank-paare	71 02.2007 – 01.2013	72	Magen CA Stadi-um I A / B + metab. Syndrom	65	I: 100 C: 94,4	25,9	Kangawa Cancer Center, Japan

Probanden dabei entsprechend gut beaufsichtigt, instruiert und motiviert werden. Dabei werden neben Laufband und Fahrradergometer auch Gehen [43] angeboten. Das AT wird unter kontinuierlicher Belastung [43],[44],[46] oder als Intervalltraining durchgeführt [42],[47] (siehe Tab. 3.22).

Krafttraining

Die zweite Trainingsform stellt das Krafttraining dar. In einer Studie wird das Krafttraining zwar als Intervention genannt, dieses aber nicht genauer beschrieben [43],[44] (siehe Tab. 3.22).

Leberkarzinom

Zu Beginn sei auf die Heterogenität in den Studien hingewiesen. Dunne et al. [42] untersuchten Probanden mit Lebermetastasen eines kolorektalen Karzinoms und Kaibori et al. [43] Probanden mit hepatozellulärem Karzinom (siehe Tab. 3.23 und Tab. 3.21). Der Vergleich der Studien stellt sich erschwert dar, da Kaibori et al. keine Daten zur Prähabilitationsperiode präsentierten und Dunne et al. keine Daten für eine postoperative Betrachtung der Leistungsparameter aufzeichnen konnten.

Das angewandte ambulante Intervall- und Ausdauertraining der Interventionsgruppe von Dunne et al. (2016) führte zu einer Verbesserung fast aller Parameter des CPET bei den Probanden. Während die Kontrollgruppe im Hinblick auf die körperliche Leistungsfähigkeit stagnierte oder absank, steigerte sich die Interventionsgruppe deutlich. Die Tab. 3.23 zeigt die signifikanten Verbesserungen der Kontrollgruppe, sowie den Vergleich von Interventions- und Kontrollgruppe.

Tab. 3.22: Bewegungsinterventionen der eingeschlossenen Studien mit Leber- und Magenkarzinom (IG: Interventionsgruppe, KG: Kontrollgruppe).

Autoren	Intervention (I)	Intervention (I) Details	Kontrolle (K)	Kontrolle (K) Details	Intensität/Frequenz	Dauer [d]
Dunne, 2016 [42]	(IG) Intervall AT: a) mäßig b) kraftvoll	12 supervidierte Intervalltraining-seinh. (3 + 12 als Erhaltungstraining): (IG) Fahrradergometer nach Aufwärmen; a) mäßig + b) kraftvoll; mit Motivationsanspra-chen zum Durchhalten der Trainings-einheiten	Usual Care		(IG) 3 ×/Woche; 30 min a) mäßig (weniger als 60 % VO2(max)) b) kraft-voll (mehr als 90 % VO2(max)) Als Grundlage: Baseline CPET	28
Kaibori, 2013 [43]	(1) Training: a) Dehnen b) Gehen c) gezieltes Dehnen (2) Diät: a) Kohlenhydrate b) Proteine c) Kochsalz	(1) a) 5 Min. Dehnen + Ausdehnen; b) Gehen, 30 min.; c) gezieltes Dehnübungen, 20 min. (2) Ernährungsberater instruiert Maßnahmen und kontrolliert Adhä-renz (prä- und post-OP) a) Energiezufuhr 25–30 kcal/kg, (Dia-betes –5 kcal/kg); b) Proteinzufuhr 1,0–1,2 g/kg; c) Kochsalzaufnahme 5–7 g/kg (6 g/kg bei Bluthochdruck);	(2) Diät: a) Kohlenhy-drate b) Proteine c) Kochsalz	Diät nach gleichen Vorgaben wie IG	(IG) 3 ×/Woche, 60 Min. an aerober Schwelle;	bis zu 28
Cho, 2014 [44]	(IG 1) AT und Dehnen; (IG 2) Kraft-training	(IG 1) Laufband, Fahrradergometer, Schwimmen, Tanzen, Joggen + Dehn-übung vor und nach AT (IG 2) keine Angaben; erwarteter Kalorienver-brauch 30 kcal/kg/Woche; totaler Kalorienverbrauch mit Kalorienzähler gemessen	Paarvergleich aus Datenbank, 3 Kontrollen/ Teilnehmer	Annäherung der Kontrolldaten: OP, Geschlecht, Gewicht, BMI(±2), Fettanteil und Fettverteilung; Datenquelle: Kanga-wa Gastric Database	(IG 1) 3–7 ×/Woche; Hf nach Karvonen oder Borg Skala (IG 2) 1–2 ×/Woche	28

Tab. 3.23: Ergebnisse aus der Prähabilitationsphase von Dunne et al.(N: Anzahl ausgewerteter Probanden, I: Interventionsgruppe, K: Kontrollgruppe, ↑: Wert steigt/erhöht um Wert, ↓: Wert sinkt/erniedrigt um Wert, O2-Puls: Sauerstoffpuls, Bpm: Schläge pro Minute, HF: Herzfrequenz, SF-36: Short Form Health Survey).

Autor	N	VO2(peak) [ml/kg/min]	VO2(AT) [ml/kg/min]	WR(peak) [W]	HF-Reserve	O2-puls [ml/beat]	SF-36
Dunne, 2016 [42]	I: 19	↑ +2,0 17,6 [0,4 bis 3,6, p = 0,019]	↑ +1,0 12,2 [−0,2 bis 2,1, p = 0,093]	↑ +13 [7 bis 19, p = 0,001]	↑ **+6** bpm [1 bis 10, p = 0,031]	↑ +0,8 [0,1 bis 0,5, p = 0,025]	↑ +12 % geistig: ↑ **+11** körperlich: ↑ +11
	K: 16	↔	↓ −0,5; 11,0	↔	↔	↔	↔
	I vs. K	↑ +2,0 [0,0 bis 4,0, p = 0,074]	↑ +1,5 [0,2 bis 2,9, p = 0,023]	↑ +13 [4 bis 22, p = 0,005]	↔	↑ +0,9 [0,0 bis 1,8, p = 0,050]	↑ +12 % geistig: ↑ **+11**

Es zeigte sich demnach eine Steigerung der maximalen Sauerstoffaufnahme bei Ausbelastung VO2(peak) um 2 ml/kg/min (95 % KI: 0,4 bis 3,6, p = 0,019), der auch im Vergleich zur Kontrolle signifikant blieb (95 % KI: 0,0 bis 4,0, p = 0,074). Die Sauerstoffaufnahmekapazität an der anaeroben Schwelle VO2(AT), war im Vergleich zur Kontrolle erhöht (+1,5 ml/kg/min, 95 % KI: 0,2 bis 2,9, p = 0,023), ebenso verhielt es sich mit der maximalen Leistung (WR(peak) +13 W, 95 % KI: 4 bis 22, p = 0,005) und dem Sauerstoffpuls (O2-Puls +0,9, 95 % KI 0,0 bis 1,8, p = 0,05).

Die Herzfrequenzreserve nahm um durchschnittlich 6 Schläge pro Minute zu (95 % KI: 1 bis 10, p = 0,031). Das Prähabilitationsprogramm beeinflusste auch die Lebensqualität positiv: die Ergebnisse des SF-36 Fragebogens ergaben eine Steigerung der allgemeinen Lebensqualität von 12 % (95 % KI: 5, 19, p = 0,002).

In den Untergruppen der geistigen und körperlichen Gesundheit zeigte sich ein Zuwachs von jeweils 11 Punkten, was zu einem statistisch relevanten Unterschied in der geistigen Gesundheit führt (+11, 95 % KI: 1 bis 22, p = 0,037). Anhand von Kreisgrafiken, die in der Studie ausgearbeitet wurden, ist noch genauer zu erkennen, dass es auch Verbesserungen in der Prähabilitationsgruppe bei der sozialen Funktionalität, der emotionalen als auch der körperlichen Rollenfunktion gab.

Die Ergebnisdarstellung der Studie von Kaibori et al. [43] erfolgt in zwei Schritten. Zum einen werden die Unterschiede zwischen Interventionsgruppe und Kontrollgruppe sowie der Vergleich mit Dunne et al. dargestellt und zum anderen der Vergleich von hochfrequentem Training innerhalb der Interventionsgruppe mit dem Standard-Training dargestellt.

In Tab. 3.24 erkennt man, dass die Liegedauer der Probanden von Kaibori et al. in der Interventionsgruppe im Vergleich zur Kontrollgruppe etwas kürzer war. Dieser Unterschied war allerdings nicht statistisch relevant. Hinsichtlich Mortalität, Morbidität und postoperativen Komplikationen zeigten sich keine signifikanten Unterschiede.

Die Messungen Kaiboris et al. [43] vom nüchtern Seruminsulin und des HOMA-IR wiesen jedoch nach 6 Monaten einen signifikanten Unterschied zwischen Interventions- und Kontrollgruppe auf. Die absoluten Werte sind jedoch nur anhand von Säulendiagrammen zu ermitteln und werden nicht explizit wiedergegeben. Der statistisch relevante Unterschied tritt bei beiden Parametern bereits nach dem dritten postoperativen Monat ein.

Leider können keine Inter-Gruppen-Ergebnisse des CPET verglichen werden, da nur die Interventionsgruppe dahingehend getestet wurde. Möglich ist daher nur der Vergleich des hochfrequenten Trainings, welches fünf bis sechs Mal die Woche stattfand, gegenüber dem Standard-Training welches dreimal pro Woche stattfand. Tab. 3.25 stellt die Ergebnisse zusammenfassend dar. Festhalten kann man jedoch, dass

Tab. 3.24: Postoperative Ergebnisse nach Leberresektion (N: Anzahl an ausgewerteten Probanden, LD: Liegedauer, POC: postoperative Komplikationen).

Autor	N	LD	Morbidität Mortalität	POC	6 Monate nach OP	
					Nüchtern Seruminsulin	HOMA-IR
Kaibori, 2013 [43]	I: 25	13,7 (±4)	↔	–	I vs. K: ↓ p = 0,017	I vs K: ↓ p = 0,023
	K: 26	17,5 (±11,3)				
	I vs. K:	p = 0,12				
Dunne, 2016 [42]	I: 19 K: 15	↔	–	↔	–	–

Tab. 3.25: Ergebnisse der Interventionsgruppe im internen Vergleich (* Prozente des Ausgangswertes).

Kaibori, 2013 [43], Vergleich H vs. I			Hochfrequentes Training: 5–6 Mal pro Woche (N = 14): H Standard Training: 3 Mal pro Woche (N = 11): S			
VO2(peak)*	VO2(AT)*	Körpermasse*	Fettmasse*	Thrombozyten [x10⁴/µl]	Insulinspiegel [µU/ml]	HOMA-IR
↑ p = 0,015 H: 118 ± 11 S: 103 ± 12	↑ p = 0,0379 H: 115 ± 18 S: 102 ± 14	↓ p = 0,0314 H: 93 ± 6 S: 97 ± 4	↓ p = 0,0075 H: 80 ± 15 S: 98 ± 16	↑ p = 0,0288 H: 14,8 ± 4,6 S: 11,3 ± 2,5	↓ p = 0,0193 H: 5,8 ± 2,8 S: 10,7 ± 4,6	↓ p = 0,023 H: 1,47 S: 2,71

das hochfrequente Training mit einer signifikanten Verbesserung der Leistungsparameter, sowie einer verbesserten Stoffwechsellage einhergeht.

Magenkarzinom

Die Studie von Cho et al. [44] legte ihr Hauptaugenmerk vor allem auf den postoperativen Verlauf. Es wurde keine kardiopulmonale Leistungsdiagnostik in der Prähabilitationsphase durchgeführt, sondern nur Werte erfasst, die auch mittels eines Paarvergleiches aus der krankenhauseigenen Datenbank vergleichbar waren. Es werden in Tab. 3.26 die wichtigsten Änderungen durch das Ausdauer- und Krafttraining präsentiert. In der gleichen Tabelle erscheint nun auch der Übersichtlichkeit halber das postoperative Ergebnis hinsichtlich Liegedauer und POCs.

Man erkannte, dass die Interventionsgruppe signifikant BMI, Gewicht, Körperfett und den Bauchumfang reduzieren konnte. Zu Beginn der Studie hatte die Interventionsgruppe einen erhöhten Bauchfettanteil ($221,9 \, cm^2$ vs. $180,8 \, cm^2$, p = 0,023). Die Zuordnung der Datenbankpaare erlaubten es Cho et al. gleiche Operationsmethoden, offen oder laparoskopisch, mit D 1 oder D 2 Lymphadenektomie, Anastomosentechnik und andere Parameter möglichst gleich auszuwählen. Demnach gab es keinen relevanten Unterschied was Operationstechnik und perioperative Versorgung anging. In der Kontrollgruppe war jedoch ein signifikant höheres Komplikationsrisiko erkennbar. In der Interventionsgruppe zeigte sich insgesamt nur eine Komplikation zweiten Grades in Form einer Pankreasfistel.

Tab. 3.26: Ergebnisse aus der Studie von Cho et al. [44] von Probanden mit Magenkarzinom (I: Interventionsgruppe, K: Kontrollgruppe, LD: Liegedauer).

Cho, 2014 [44]					I: Ausdauer-/Krafttraining: n = 18 K: Datenbankkontrollen: 3 × n(I) = 54	
	Änderungen in der Interventionsgruppe (I) nach Prähabilitation				Postoperative Unterschiede	
Ausgangs-unterschied	BMI [kg/m^2]	Gewicht [kg]	Bauchfett [cm^2]	Bauch-um-fang [cm]	LD [Tage] Median	Komplikationen: Abdominelle + Wundinfektionen
↑ Bauch-fett I +41 cm^2	↓ −0,48 [−0,79bis-0,18] p = 0,004	↓ −1,34 [−2,19 bis −0,49] p = 0,004	↓ −34,8 [−64,7 bis −4,9] p = 0,025	↓ −2,28 [−4,27 bis −0,28] p = 0,028	I 9 [9 bis 10] K 10 [9 bis 11]	1 22
	I vs. K				↓ −1 p = 0,038 (log-rank)	↓ OR: 0,09 [0,0 bis 0,64] p = 0,008

3.6.6 Fazit

Alle bewegungstherapeutischen Interventionen waren durchführbar und es konnten in den wenigen vorhandenen Studien keine relevanten unerwünschten Ereignisse festgestellt werden. Das zeigt, dass grundsätzlich ein Prähabilitationsprogramm mit Bewegungsinterventionen bei Krebspatienten mit Tumoren des Leber- und Magenkarzinoms möglich erscheint und diese keine zusätzliche Gefährdung für den Patienten darstellt. Insgesamt war der Vergleich zwischen den Studien aufgrund der Heterogenität der Messparameter, der geringen Probandenzahlen und der unterschiedlichen Interventionen schwierig.

3.6.6.1 Auswirkungen auf den Körper

Im Folgenden werden die Auswirkungen von Prähabilitation durch Bewegungstherapie auf den Körper bei Leber- und Magenkarzinom anhand verschiedener messbarer Parameter diskutiert und mit anderen Ergebnissen verglichen:

Kardiopulmonale Leistungsfähigkeit

In allen betrachteten Studien mit Leber und Magenkarzinompatienten waren relevante Veränderungen körperlicher Parameter durch das Training im Rahmen der bewegungstherapeutischen Prähabilitation messbar. Als besonders aussagekräftig stellt sich mehr und mehr die kardiopulmonale Leistungsfähigkeit als Prädiktor für postoperative Komplikationen heraus und wird an Relevanz zur Risikostratifikation im perioperativen Management zunehmen [48],[49],[50],[51]. Des Weiteren wird die kardiorespiratorische Fitness auch als allgemeiner Prädiktor der Mortalität anerkannt [52],[53].

Es zeigte sich eine erhöhte Morbidität bei einem VO2(AT) Wert von unter 10,1 ml/min/kgKG [54]. Im Review von Levett et al. werden auch Werte des VO(AT) für Leberchirurgie von unter 9,9 ml/min/kgKG und für Magen-Operationen von unter 10 bzw. 9 ml/min/kgKG genannt [50]. In einer Vorstudie untersuchten Kaibori et al. den Zusammenhang von VO2(AT) und Intervallen ohne Zwischenfälle bzw. dem Halten des CHILD-Pugh Scores. Sie fanden heraus, dass ein VO2(AT) von über 11,5 ml/min/kgKG, auch unabhängig von anderen Faktoren, eben damit assoziiert sei [55].

Bringt man diese Annahmen nun mit den Ergebnissen der gesteigerten kardiorespiratorischen Leistungsfähigkeit der Probanden durch Prähabilitation zusammen, ist zu erkennen, dass Bewegungstherapie das Operationsrisiko von Tumorpatienten beeinflussen und reduzieren kann. In allen Studien in denen VO2(AT) oder VO2(peak) bei Patienten mit Leber- und Magenkarzinomen direkt gemessen wurde, konnte eine signifikante Verbesserung der Werte nachgewiesen werden [42],[43],[47],[56]. In der Studie von Dunne et al. [42] lagen die Messwerte der Probanden im oben von Levett et al. genannten Grenzbereich zur Hochrisikogruppe. Durch das Training konnten die Probanden den Grenzbereich verlassen.

Einige Studien legen auch für das hepatozelluläre Karzinom bzw. Patienten, die auf eine Lebertransplantation warten, einen Zusammenhang von präoperativem VO2(AT) und 6MWT nahe [24],[57]. Diese Studien konnten einen kurz- und langfristigen Zusammenhang zwischen kardiopulmonaler Funktionskapazität (VO2(AT) und 6MWT) und dem Überleben feststellen. So überlebten Patienten mit einem 6MWT Testergebnis von unter 250 Metern die Wartezeit bis zur Transplantation meist nicht [57]. Durch die Verbesserung der kardiopulmonalen Leistungsfähigkeit könnte die Morbidität während der Wartezeit auf eine Lebertransplantation verringert werden und die Chancen auf eine Transplantation erhöhen.

Bauchfett

Die Reduktion des BMI und des Bauchfettes war der Ansatz und das Ziel der Studie von Cho et al., da der BMI als allgemeiner Risikofaktor für Komplikationen bei Magenresektion gilt [58]. Das Bauchfett wiederum gilt als Risikofaktor für eine inkomplette D 2 Lymphadenektomie und damit einhergehend einem erhöhten Rezidivrisiko [36],[37],[44],[59]. Es zeigte sich, dass neben BMI und Bauchfett auch Gewicht und Bauchumfang präoperativ signifikant reduziert werden konnten. Aufgrund von großen Schwierigkeiten übergewichtige Patienten in der Kontrollgruppe einzubinden, ordneten Cho et al. jedem Teilnehmer drei vergleichbare Partner aus der krankenhauseigenen Datenbank zu.

Im Vergleich zeigte sich in der Prähabilitationsgruppe eine signifikant niedrigere Zahl an postoperativen Komplikationen, wie Anastomoseninsuffizienz oder Wundinfektionen. Auch die Liegedauer konnte um einen Tag in der Prähabilitationsgruppe verkürzt werden [44]. Allerdings sollte an dieser Stelle darauf hingewiesen werden, dass die absolute Zahl an D 2 Lymphadenektomien und die Anzahl an Probanden mit höheren Tumorstadien in der Kontrollgruppe größer war. Zwar waren die Unterschiede in den Ausgangswerten nicht von statistischer Signifikanz, doch kann daraus im direkten Vergleich der absoluten Zahlen der Komplikationen eine inkorrekte Vergleichbarkeit resultieren.

Für die Wirksamkeit der Prähabilitation spricht wiederum, dass hinsichtlich des Bauchfettes präoperativ ein signifikanter Unterschied zu Ungunsten der Interventionsgruppe bestand. Dieser Unterschied konnte durch das Training allerdings ausgeglichen werden, sodass sich die Werte für das Bauchfett der beiden Gruppen präoperativ immer weiter annäherten.

Cho et al. [44] zeigten damit in einer Studie mit wenigen Teilnehmern, dass sich die Risikofaktoren durch Ausdauertraining nach Patientenwunsch und Krafttraining bei übergewichtigen Patienten mit metabolischem Syndrom deutlich verbessern lassen und in der Folge weniger postoperative Komplikationen auftraten.

Insulinresistenz

Der Zusammenhang von Insulinresistenz, gemessen am HOMA-IR und dem hepato-zellulären Karzinom (HCC) wurde von Kaibori et al. [43] untersucht, unter der Annahme, dass der HOMA-IR mit dem Auftreten und dem Verlauf des HCC in Zusammenhang steht. Es zeigte sich, dass der Insulinspiegel und der HOMA-IR ab dem dritten postoperativen Monat signifikant niedriger in der Trainingsgruppe waren [43]. Zu berücksichtigen ist dabei, dass die Probanden zirka einen Monat vor der Operation mit dem Training starteten und 6 Monate post OP fortsetzten. Es konnte in der Prähabilitationszeit der hochintensiv trainierenden Gruppe mit fünf- bis sechsmaligem Training der HOMA-IR Wert signifikant gesenkt werden [43].

Geht man nun von einem stimulierenden Einfluss des Insulins auf das HCC aus [60],[61], so könnte eine Senkung des Insulinspiegels zusammen mit einer Chemoembolisation den Status bis zu einer kurativen Lebertransplantation ohne Herausfallen aus den Mailand Kriterien stabilisieren und damit eine kurative Therapie wahrscheinlicher machen [20],[62].

Krankenhaus-Liegedauer und Komplikationen

Betrachtet man die Verkürzung der Liegedauer und das Auftreten weniger Komplikationen (Infektionen) als Sensor des nachhaltigen Erfolgs, so wurde dies in der Studie von Cho et al. [44] erreicht. Die Interventionsgruppe reduzierte signifikant BMI, Gewicht, Körperfett und den Bauchumfang. Es gab keinen relevanten Unterschied hinsichtlich Operationstechnik und perioperativer Versorgung. In der Kontrollgruppe war jedoch ein signifikant höheres Auftreten an Komplikationen erkennbar. Natürlich ist die Evidenz aufgrund der niedrigen Teilnehmerzahlen eingeschränkt.

Lebensqualität

Hinsichtlich der Lebensqualität konnten nur Dunne et al. [42] eine signifikante Verbesserung in der Prähabilitationsphase feststellen. Dunne et al. maßen eine Verbesserung von über zehn Prozent der Lebensqualität im SF-36 Fragebogen. Dabei konnte in allen acht Domänen ein Zugewinn verzeichnet werden. Besonders ausgeprägt war der Zugewinn durch Prähabilitation allerdings hinsichtlich der emotionalen und physischen Rollenfunktion und des Soziallebens. Das könnte auf die betreute ambulante Trainingsform zurückzuführen sein, da die Probanden während des Trainings motiviert wurden das Programm durchzuführen und sich somit besser auf die Operation vorzubereiten. Dunne et al. [42] diskutierten, warum schlechtere Fitness nicht zwangsläufig mit verminderter Lebensqualität verbunden ist. Eine Erklärung könnte sein, dass die Diagnose Krebs den Blick auf die eigene Gesundheit verändert und Einbußen der Leistungsfähigkeit leichter hingenommen werden können.

Bewegungstherapeutische Interventionen bei Patienten mit bösartigen Tumoren des Verdauungstraktes sind sicher und durchführbar. Die Studienlage hat für Magen- und Leberkarzinome ergeben, dass durch ein Training von mindestens zwei Wochen eine Verbesserung von prognostisch relevanten Faktoren möglich ist. Dabei hat sich das Volumen der Sauerstoffaufnahme in spiroergometrischer Leistungsdiagnostik als geeigneter Parameter herausgestellt, die Trainingseffekte zu objektivieren. Gleichzeitig könnte dieser Wert für die präoperative Risikostratifikation an Bedeutung gewinnen. Mithilfe von moderatem Ausdauer- und Krafttraining konnte die kardiorespiratorische Leistungsfähigkeit verbessert werden.

Die aktuellen Studien konnten nur an wenigen Stellen Vorteile hinsichtlich der Reduktion von Komplikationen oder der Verkürzung der Liegedauer nachweisen. Ein aussagekräftiger Nachweis kann nur durch größere randomisierte Studien gelingen. Ein Grund für mangelnde Aussagekraft der betrachteten Studien liegt in der großen Heterogenität und damit in der schlechten Vergleichbarkeit sowie einer erhöhten Gefahr für systematische Fehler. Ferner waren die Interventionen vielschichtig, was die Einschätzung des Einflusses der einzelnen Komponenten auf das Gesamtergebnis und damit auch zu Anwendungsempfehlungen erschwert.

Literatur

[1]   Czauderna C, Marquardt JU, Galle PR, Wörns MA. Das hepatozelluläre Karzinom. Der Internist. 2017;58(5):469-79.

[2]   Herold G. Innere Medizin: Eine vorlesungsorientierte Darstellung; unter Berücksichtigung des Gegenstandskataloges für die Ärztliche Prüfung; mit ICD 10-Schlüssel im Text und Stichwortverzeichnis. Köln: Herold, 2017.

[3]   Torre LA, Bray F, Siegel RL, et al. Global cancer statistics, 2012. CA: a cancer journal for clinicians. 2015;65(2):87-108.

[4]   Kaatsch P, Spix C, Katalinic A, et al. Krebs in Deutschland 2011/2012. published on edoc: 2015-12-16T13:45:00Z access: 2017-06-06T08:47:18Z: Robert Koch-Institut; 2015.

[5]   Bericht zum Krebsgeschehen in Deutschland 2016. Berlin; 2016. http://www.krebsdaten.de/Krebs/DE/Content/Publikationen/Krebsgeschehen/Epidemiologie/Kapitel2_Epidemiologie.pdf?__blob = publicationFile

[6]   Müller M. Chirurgie: für Studium und Praxis – 2016/17: Medizinische Vlgs- u. Inform.-Dienste, 2015.

[7]   Kao JH. Hepatitis B vaccination and prevention of hepatocellular carcinoma. Best practice & research Clinical gastroenterology. 2015;29(6):907-17.

[8]   Leitlinienprogramm Onkologie (Deutsche Krebsgesellschaft DK, AWMF)(2013). Diagnostik und Therapie des hepatozellulären Karzinoms, Langversion 1.0.

[9]   Turati F, Talamini R, Pelucchi C, et al. Metabolic syndrome and hepatocellular carcinoma risk. Br J Cancer. 2013;108(1):222-8.

[10] Evert M, Dombrowski F. [Hepatocellular carcinoma in the non-cirrhotic liver]. Pathologe. 2008;29(1):47-52.

[11] de Martel C, Franceschi S. Infections and cancer: established associations and new hypotheses. Critical reviews in oncology/hematology. 2009;70(3):183-94.

[12] Correa P. Human gastric carcinogenesis: a multistep and multifactorial process--First American Cancer Society Award Lecture on Cancer Epidemiology and Prevention. Cancer research. 1992;52(24):6735-40.

[13] Moehler M, Al-Batran S-E, Andus T, et al. S 3-Leitlinie „Magenkarzinom"–. Zeitschrift fuer Gastroenterologie. 2011;49(04):461-531.

[14] Hartmann J, Bohle W, Burkart C, et al. Ösophagus-und Magenkarzinom. Schriftenreihe „Therapieempfehlungen" des Südwestdeutschen Tumorzentrums – Comprehensive Cancer Center Tübingen. 2009.

[15] Arastéh K, Baenkler HW. Innere Medizin: Thieme, 2012.

[16] Choi BI, Lee JM. Advancement in HCC imaging: diagnosis, staging and treatment efficacy assessments: imaging diagnosis and staging of hepatocellular carcinoma. Journal of hepatobiliary-pancreatic sciences. 2010;17(4):369-73.

[17] Sangiovanni A, Manini MA, Iavarone M, et al. The diagnostic and economic impact of contrast imaging techniques in the diagnosis of small hepatocellular carcinoma in cirrhosis. Gut. 2010;59(5):638-44.

[18] Colli A, Fraquelli M, Casazza G, et al. Accuracy of ultrasonography, spiral CT, magnetic resonance, and alpha-fetoprotein in diagnosing hepatocellular carcinoma: a systematic review. The American journal of gastroenterology. 2006;101(3):513-23.

[19] Ricke J, Malek NP, Neumann UP. Hepatozelluläres Karzinom-ein interdisziplinäres Krankheitsbild. Visceral medicine. 2013;29(2):71-.

[20] Yao FY, Kerlan RK, Jr., Hirose R, et al. Excellent outcome following down-staging of hepatocellular carcinoma prior to liver transplantation: an intention-to-treat analysis. Hepatology (Baltimore, Md). 2008;48(3):819-27.

[21] Imamura H, Matsuyama Y, Tanaka E, et al. Risk factors contributing to early and late phase intrahepatic recurrence of hepatocellular carcinoma after hepatectomy. Journal of hepatology. 2003;38(2):200-7.

[22] Kooby DA, Fong Y, Suriawinata A, et al. Impact of steatosis on perioperative outcome following hepatic resection. Journal of gastrointestinal surgery : official journal of the Society for Surgery of the Alimentary Tract. 2003;7(8):1034-44.

[23] Stockmann M, Lock JF, Riecke B, et al. Prediction of postoperative outcome after hepatectomy with a new bedside test for maximal liver function capacity. Annals of surgery. 2009;250(1):119-25.

[24] Epstein SK, Freeman RB, Khayat A, et al. Aerobic capacity is associated with 100-day outcome after hepatic transplantation. Liver transplantation : official publication of the American Association for the Study of Liver Diseases and the International Liver Transplantation Society. 2004;10(3):418-24.

[25] van den Berg-Emons R, van Ginneken B, Wijffels M, et al. Fatigue is a major problem after liver transplantation. Liver Transpl. 2006;12(6):928-33.

[26] van Ginneken BT, van den Berg-Emons RJ, Kazemier G, et al. Physical fitness, fatigue, and quality of life after liver transplantation. European journal of applied physiology. 2007;100(3):345-53.

[27] van Ginneken BT, van den Berg-Emons RJ, van der Windt A, et al. Persistent fatigue in liver transplant recipients: a two-year follow-up study. Clinical transplantation. 2010;24(1):E10-6.

[28] Llovet JM, Bruix J. Systematic review of randomized trials for unresectable hepatocellular carcinoma: Chemoembolization improves survival. Hepatology (Baltimore, Md). 2003; 37(2):429-42.

[29] Salem R, Lewandowski RJ. Chemoembolization and radioembolization for hepatocellular carcinoma. Clinical gastroenterology and hepatology : the official clinical practice journal of the American Gastroenterological Association. 2013;11(6):604-11; quiz e43-4.

[30] Llovet JM, Ricci S, Mazzaferro V, et al. Sorafenib in advanced hepatocellular carcinoma. The New England journal of medicine. 2008;359(4):378-90.

[31] Worns MA, Galle PR. Novel inhibitors in development for hepatocellular carcinoma. Expert opinion on investigational drugs. 2010;19(5):615-29.

[32] Woeste G, Al-Batran S, Albert J, Trojan J. Diagnostik und Therapie des Magenkarzinoms. Der Onkologe. 2014;20(11):1139-52.

[33] Naumann K, Nigg, Käser, Vetter. Magenkarzinom (Adenokarzinom des Magens). Praxis. 2005;94(48):1891-8.

[34] Aithal GP, Anagnostopoulos GK, Kaye P. EUS-guided Trucut mural biopsies in the investigation of unexplained thickening of the esophagogastric wall. Gastrointestinal endoscopy. 2005;62(4):624-9.

[35] Gines A, Pellise M, Fernandez-Esparrach G, et al. Endoscopic ultrasonography in patients with large gastric folds at endoscopy and biopsies negative for malignancy: predictors of malignant disease and clinical impact. The American journal of gastroenterology. 2006;101(1):64-9.

[36] Tokunaga M, Hiki N, Fukunaga T, et al. Effect of individual fat areas on early surgical outcomes after open gastrectomy for gastric cancer. Br J Surg. 2009;96(5):496-500.

[37] Yoshikawa K, Shimada M, Kurita N, et al. Visceral fat area is superior to body mass index as a predictive factor for risk with laparoscopy-assisted gastrectomy for gastric cancer. Surg Endosc. 2011;25(12):3825-30.

[38] Cunningham D, Allum WH, Stenning SP, et al. Perioperative chemotherapy versus surgery alone for resectable gastroesophageal cancer. The New England journal of medicine. 2006;355(1):11-20.

[39] Yamaoka Y, Fujitani K, Tsujinaka T, et al. Skeletal muscle loss after total gastrectomy, exacerbated by adjuvant chemotherapy. Gastric Cancer. 2015;18(2):382-9.

[40] Lordick FGL, Röcken C, Ebert M; Moehler M, Schumacher G. Diagnostik und Therapie des Magenkarzinoms. Dtsch med Wochenschr. 2010;135(34/35):1671-82.

[41] Cramp F, Byron-Daniel J. Exercise for the management of cancer-related fatigue in adults. The Cochrane database of systematic reviews. 2012;11:Cd006145.

[42] Dunne DF, Jack S, Jones RP, et al. Randomized clinical trial of prehabilitation before planned liver resection. Br J Surg. 2016;103(5):504-12.

[43] Kaibori M, Ishizaki M, Matsui K, et al. Perioperative exercise for chronic liver injury patients with hepatocellular carcinoma undergoing hepatectomy. American journal of surgery [Internet]. 2013;206(2):202-9.

[44] Cho H, Yoshikawa T, Oba MS, et al. Matched pair analysis to examine the effects of a planned preoperative exercise program in early gastric cancer patients with metabolic syndrome to reduce operative risk: the Adjuvant Exercise for General Elective Surgery (AEGES) study group. Ann Surg Oncol. 2014;21(6):2044-50.

[45] Garber CE, Blissmer B, Deschenes MR, et al. American College of Sports Medicine position stand. Quantity and quality of exercise for developing and maintaining cardiorespiratory, musculoskeletal, and neuromotor fitness in apparently healthy adults: guidance for prescribing exercise. Med Sci Sports Exerc. 2011;43(7):1334-59.

[46] Dronkers JJ, Lamberts H, Reutelingsperger IM, et al. Preoperative therapeutic programme for elderly patients scheduled for elective abdominal oncological surgery: a randomized controlled pilot study. Clinical rehabilitation. 2010;24(7):614-22.

[47] West MA, Loughney L, Lythgoe D, et al. Effect of prehabilitation on objectively measured physical fitness after neoadjuvant treatment in preoperative rectal cancer patients: a blinded interventional pilot study. Br J Anaesth. 2015;114(2):244-51.

[48] Colson M, Baglin J, Bolsin S, Grocott MP. Cardiopulmonary exercise testing predicts 5 yr survival after major surgery. Br J Anaesth. 2012;109(5):735-41.

[49] Hennis PJ, Meale PM, Grocott MP. Cardiopulmonary exercise testing for the evaluation of perioperative risk in non-cardiopulmonary surgery. Postgrad Med J. 2011;87(1030):550-7.

[50] Levett DZ, Grocott MP. Cardiopulmonary exercise testing for risk prediction in major abdominal surgery. Anesthesiol Clin. 2015;33(1):1-16.

[51] Smith TB, Stonell C, Purkayastha S, Paraskevas P. Cardiopulmonary exercise testing as a risk assessment method in non cardio-pulmonary surgery: a systematic review. Anaesthesia. 2009;64(8):883-93.

[52] Blair SN, Kampert JB, Kohl HW, 3 rd, et al. Influences of cardiorespiratory fitness and other precursors on cardiovascular disease and all-cause mortality in men and women. Jama. 1996;276(3):205-10.

[53] Myers J, Prakash M, Froelicher V, et al. Exercise capacity and mortality among men referred for exercise testing. The New England journal of medicine. 2002;346(11):793-801.

[54] West MA, Parry MG, Lythgoe D, et al. Cardiopulmonary exercise testing for the prediction of morbidity risk after rectal cancer surgery. Br J Surg. 2014;101(9):1166-72.

[55] Kaibori M, Ishizaki M, Matsui K, et al. Assessment of preoperative exercise capacity in hepatocellular carcinoma patients with chronic liver injury undergoing hepatectomy. BMC gastroenterology. 2013;13:119.

[56] Carli F, Charlebois P, Stein B, et al. Randomized clinical trial of prehabilitation in colorectal surgery. Br J Surg. 2010;97(8):1187-97.

[57] Carey EJ, Steidley DE, Aqel BA, et al. Six-minute walk distance predicts mortality in liver transplant candidates. Liver transplantation : official publication of the American Association for the Study of Liver Diseases and the International Liver Transplantation Society. 2010;16(12):1373-8.

[58] Tsujinaka T, Sasako M, Yamamoto S, et al. Influence of overweight on surgical complications for gastric cancer: results from a randomized control trial comparing D 2 and extended para-aortic D 3 lymphadenectomy (JCOG9501). Ann Surg Oncol. 2007;14(2):355-61.

[59] Bonenkamp JJ, Hermans J, Sasako M, et al. Extended lymph-node dissection for gastric cancer. The New England journal of medicine. 1999;340(12):908-14.

[60] Elsayed EY, Mosalam NA, Mohamed NR. Resistin and Insulin Resistance: A Link Between Inflammation and Hepatocarcinogenesis. Asian Pac J Cancer Prev. 2015;16(16):7139-42.

[61] Khattab MA, Eslam M, Mousa YI, et al. Association between metabolic abnormalities and hepatitis C-related hepatocellular carcinoma. Annals of hepatology. 2012;11(4):487-94.

[62] Yao FY, Bass NM, Nikolai B, et al. Liver transplantation for hepatocellular carcinoma: analysis of survival according to the intention-to-treat principle and dropout from the waiting list. Liver Transpl. 2002;8(10):873-83.

3.7 Mammakarzinom

Remco Overbeek, Freerk T. Baumann

3.7.1 Epidemiologie

Mit etwa 70.000 Neuerkrankungen jährlich ist das Mammakarzinom mit Abstand die häufigste Krebserkrankung der Frau. Das Risiko einer Frau in ihrem Leben an Brustkrebs zu erkranken liegt bei über 12 %. Gleichsam ist Brustkrebs eine Erkrankung des „jungen Menschen", immerhin 30 % der Patienten sind bei Erstdiagnose jünger als 50 Jahre alt [1],[2]. Obwohl die Zahl der Neuerkrankungen in den letzten Jahren teils gestiegen ist (teilweise Überdiagnose durch Einführung des Mammographie-Screenings), hat sich das 5-Jahres-Überleben deutlich verbessert. Dies weist auf greifende neue therapeutische Maßnahmen hin, dazu zählt auch eine gute rehabilitative Betreuung.

Das Mammakarzinom machte im Jahr 2012 bei den Frauen 17,5 % aller Krebssterbefälle und 30,8 % aller Krebsneuerkrankungen aus. Damit trat es mehr als doppelt so häufig auf wie das zweithäufigste kolorektale Karzinom [1]. Im Jahre 2005 konnte ein sprunghafter Anstieg in der Brustkrebsinzidenz festgestellt werden, da durch das eingeführte Vorsorgescreening mehr auch in frühen Stadien befindliche Mammakarzinome diagnostiziert werden konnten. Gleichsam führte diese Früherkennung zu besseren Therapiemöglichkeiten und folglich zu einer Abnahme der Mortalität. Obwohl das Mammakarzinom primär Frauen betrifft, können auch Männer betroffen sein. Im Jahr 2012 erkrankten 620 Männer an Brustkrebs.

3.7.2 Ätiologie

Hauptrisikofaktoren für die Entstehung eines Mammakarzinoms sind hohes Alter [1], eine längere Dauer der Östrogenproduktion [4], eine westliche Lebensweise [5], eine familiäre Belastung und bestimmte Hormonersatztherapien [6]. Des Weiteren scheinen Frauen kaukasischer Herkunft ein höheres Risiko zu besitzen [7]. Eine genetische Prädisposition besteht bei ca. 10 % der Betroffenen [8]. Wichtigste Mutation ist in diesem Zusammenhang die BRCA1 und BRCA2-Mutation, bei deren Vorhandensein das Risiko eines Mammakarzinoms bei bis zu 65 % liegt [9].

3.7.3 Diagnostik und Therapie

Zur standardmäßigen Diagnostik eines Mammakarzinoms zählt die Mammographie und eine ergänzende Sonographie [2]. Ein prätherapeutisches MRT kann aufgrund vieler falsch-positiver Ergebnisse nicht als Standard empfohlen werden [10]. Gesichert wird das Karzinom mittels bildgebend gesteuerter Gewebeentnahme und anschließender histologischer und immunhistochemischer Analyse [2]. Vor systemischer Therapie wird zusätzlich ein Staging zur Detektion möglicher Metastasen empfohlen. Dazu gehört eine Röntgen-Thorax-Untersuchung, eine Lebersonographie sowie eine Skelettszintigraphie [2].

Operation

Therapie der Wahl ist eine brusterhaltende Therapie (BET) mit Tumorentfernung und Axilladissektion [2]. Postoperativ ist eine lokale Strahlentherapie obligat, um das Risiko von Rezidivtumoren zu mindern. Dieses Therapievorgehen bedingt jedoch bestimmte Eigenschaften des Tumors und kann deshalb nur bei 60–80 % der Patienten durchgeführt werden [11]. Ist eine brusterhaltende Therapie nicht möglich, muss der komplette Drüsenkörper mittels modifizierter radikaler Mastektomie entfernt werden [12]. Zusätzlich wird ebenfalls eine Axilladissektion durchgeführt. Alternativ zu der therapeutischen Lymphknotenentfernung mittels Axilladissektion wird häufig ein präoperativ bestimmter Wächterlymphknoten mittels Schnellschnitt histologisch untersucht. Bei positivem Befund erfolgt eine sekundäre Axilladissektion, bei benignem Befund kann auf weitere Entnahme verzichtet werden. Dies hat den Vorteil, dass oft auf eine Dissektion verzichtet werden kann, gleichsam werden auch dessen Komplikationen wie Lymphödem, Nervenschädigungen und eine Schulter-Arm-Morbidität vermieden und die Lebensqualität der Patienten verbessert [13].

Nach Mastektomie erfolgt je nach Patientenwunsch eine rekonstruktive Therapie der Brust. Dies dient einerseits der Defektdeckung, andererseits vor allem der körperlichen Integrität. Sie kann mittels Expanderprothese oder auch Eigengewebe durchgeführt werden [14]. Eine Mastektomie gleich welcher Art geht stets mit Komplikationen und Nebenwirkungen einher, wie u. a. Infektionen, Hämatome, Schmerzen, Wundheilungsstörungen und Blutungen [15,16]. Neben der operativen Therapie stehen verschiedene Möglichkeiten einer medikamentösen Therapie zur Verfügung.

Chemotherapie

Eine Chemotherapie wird adjuvant oder bei primärer Inoperabilität zum Downstaging neoadjuvant bei HER2/neu-positivem und Triple-negativem Hormonrezeptorstatus durchgeführt [2]. Sie beginnt in adjuvanter Form meist 3–6 Wochen nach Operation und kann z. B. nach dem FAC-Schema erfolgen (5-Fluoruracil, Adriamycin, Cyclophosphamid). In palliativer Therapie wird z. B. Paclitaxel verabreicht. Eine Chemotherapie kann zahlreiche Nebenwirkungen generieren, wie u. a. Fatigue, Übelkeit, Erbrechen, Polyneuropathie etc. [17].

Antikörper- und Hormontherapie

Bei positivem Estrogen- oder Progesteronrezeptorstatus kann eine gezielte Hormontherapie erfolgen. Prämenopausal wird dazu Tamoxifen über 5 Jahre gegeben. Tamoxifen ist ein selektiver Östrogenrezeptormodulator und kann die Mortalität über 15 Jahre relativ um 31 % senken [18]. Postmenopausal zeigte sich eine Überlegenheit von Aromatasehemmern, die nach Tamoxifengabe oder an Stelle dieser gegeben werden können [19]. Unter dieser Therapie kommt es jedoch häufig zu muskuloskeletalen Nebenwirkungen wie Frakturen, Osteoporose und Arthralgien, die oft zu einem Therapieabbruch führen [20]. Durch die Modulation am Östrogenrezeptor durch Tamoxifen kann es ebenfalls zu einer Reihe von Nebenwirkungen kommen wie Übelkeit, Hitzewallungen, Osteoporose etc. [21].

Antikörper

Bei positivem HER2-Status kann z. B. der monoklonale Antikörper Trastuzumab zusätzlich zur adjuvanten Chemotherapie gegeben werden. HER2 ist ein humaner epidermaler Wachstumsfaktorrezeptor. Durch Traustuzumab kann die Mortalität der

Patienten im Vergleich zu alleiniger Chemotherapie deutlich gesenkt werden [22]. Gleichsam muss jedoch eine strenge Überwachung der Herzfunktion erfolgen, da Trastuzumab vor allem in Kombination mit Anthrazyklinen stark kardiotoxisch wirkt [22]. Alternativ stehen weitere Antikörper wie z. B. Pertuzumab oder der VEGF-Inhibitor Bevacizumab zur Verfügung [11].

3.7.4 Bewegungstherapeutische Interventionen in der Prähabilitation bei Mammakarzinom

Zieldefinition und Aufgabenfeld beim Mammakarzinom

Im Bereich der postoperativen Interventionen des Mammakarzinoms sind Bewegungsprogramme aufgrund sehr guter Evidenz aus den stationären Versorgungsstrukturen in Deutschland nicht mehr wegzudenken und finden in der therapeutischen Praxis bereits flächendeckend Anwendung. Auch in der Rehabilitationsphase beschreiben zahlreiche Studien, dass gezielte Bewegungsprogramme positive Effekte bei Brustkrebspatientinnen aufzeigen können. Cheema et al. [23] konnten bereits 2007 zeigen, dass Kraft- und Ausdauertraining die Lebensqualität der Patientinnen nach Therapie entscheidend verbessern kann. Zudem gilt es inzwischen als gesichert, dass ein bestehendes sekundäres Lymphödem durch eine Kombination aus Lymphdrainage, Bewegungstherapie und Kompression, subjektiv wie auch objektiv verbessert werden kann [24].

Prähabilitative Interventionen finden jedoch in der Behandlung von Brustkrebspatientinnen noch keine Berücksichtigung, obwohl diese auch bei dieser Entität relevante Ziele verfolgen könnten. Zur Vorbeugung eines Lymphödems und einer eingeschränkten Schultermobilität, wird bereits ein frühzeitiges Training der Schulter-Arm-Muskulatur empfohlen [25]. Ein systematisches Review der Cochrane Collaboration konnte auch im Hinblick auf Fatigue eine Risikoreduktion durch unterschiedliche Bewegungsprogramme nachweisen [26]. Grundsätzlich gilt damit, dass die Prävention einer Fatigueproblematik leichter ist, als diese zu behandeln.

Die Prähabilitation kann somit beim Mammakarzinom die Zeit **vor der Operation, vor der Chemotherapie** und **vor der Bestrahlung** bezeichnen, um die Patientin aus physischer wie auch psychischer Sicht durch gezielte Trainingsinterventionen zu stabilisieren oder zu verbessern. Die zunehmende Zahl der neoadjuvanten Chemotherapie-Anwendungen bei Brustkrebs spielt im prähabilitativen Kontext ebenfalls eine relevante Rolle, indem bewegungstherapeutische Interventionen während der Chemotherapie die Brustkrebspatientin auf die OP vorbereiten kann.

Somit können insgesamt folgenden Ziele beim Mammakarzinom formuliert werden:
- Verhinderung von Bewegungsmangelsymptomen (Atrophien, Adhäsionen etc.)
- Verhinderung von neoadjuvanter Chemotherapie und/oder Bestrahlung induzierten Nebenwirkungen, die das Bewegungsverhalten beeinflusst (Fatigue, Übelkeit, PNP etc.)

- Stabilisierung und/oder Aufbau der Brustmuskulatur
- Durchblutungsförderung der zu operierenden bzw. zu bestrahlenden Region
- Aktivierung von Wundheilungsmechanismen
- Reduzierung von Wundheilungsstörungen
- Verhinderung von Infektionen
- Psychische Stabilisierung
- Reduzierung der Krankenhaustage

3.7.5 Bewegungstherapeutische Prähabilitation beim Mammakarzinom

Die wissenschaftliche Datenlage zu aussagekräftigen bewegungstherapeutischen Studien in der Prähabilitation bei Brustkrebs ist zurzeit sehr dünn. Zudem existieren keine aktuellen Empfehlungen zum präoperativen Training bei Brustkrebs, um die Fitness der Patientinnen vor Therapie zu erhöhen und so womöglich indirekt Komplikationen zu mindern und den Genesungsprozess zu verkürzen. Es zeigt sich ein Mangel an randomisierten kontrollierten Studien zu den Effekten von bewegungstherapeutischer Prähabilitation bei Brustkrebspatienten.

Bereits 2007 berichteten de Paleville et al. [27] in einem Case Report über eine 42-jährige Brustkrebspatientin, bei der ein körperliches Training eine Woche vor der Chemotherapie begonnen wurde. Sowohl physisch als auch psychisch konnten deutliche Verbesserungen nach der 8-wöchigen medizinischen Therapie verzeichnet werden. Die Patientin fühlte sich stärker, weniger erschöpft (Fatigue), und konnte in funktionellen Tests deutlich besser abschneiden, als noch vor Beginn der Chemotherapie.

Die Arbeiten von Hornby et al. [28], Cornette et al. [29], und Rao et al. [30] führten unter der neoadjuvanten Chemotherapie eine Bewegungstherapie durch. Da jedoch keine Parameter nach der folgenden Operation erhoben wurden, sondern nur präoperativ mögliche Verbesserungen der körperlichen Leistungsfähigkeit untersucht wurden, ist in diesem Zusammenhang die prähabilitative Wirksamkeit nur eingeschränkt zu bewerten. Eine mögliche Interpretation im Hinblick auf postoperatives Outcome kann nur indirekt über weitere Studien erfolgen, die aufzeigen, in wie weit sich das präoperative Leistungslevel der Patienten auf Dinge wie Komplikationsraten oder die Rehabilitationszeit nach Operation auswirkt (Tab. 3.27).

Körperliche Leistungsfähigkeit

In einer Kohortenstudie von Nilsson et al. wurden Brustkrebspatienten vor Operation nach körperlichem Aktivitätsniveau in vier Gruppen unterteilt. 3 Wochen nach Operation zeigte sich, dass die Patienten der beiden aktiveren Gruppen eine 85 % höhere Chance der „körperlichen Wiederherstellung" hatten als die inaktiven Patienten [31].

Dass die physische Leistungsfähigkeit trotz parallellaufender medizinischer Therapie gesteigert werden kann, konnte in allen drei analysierten Studien gezeigt

Tab. 3.27: Outcome bewegungstherapeutischer Brustkrebsstudien in der Prähabilitation.

Studie	Anzahl Teilnehmer je Gruppe	Signifikante Ergebnisse	Signifikanz/ p-Wert	andere Ergebnisse	Schlussfolgerung der Autoren
Hornsby, 2014	G1: n = 10 G2: n = 10	G1 zu G2: VO2peak ↑ (p = 0,001 Leistung ↑ (P = 0,002) Oxygen Pulse ↑ (P = 0,002) G1: VO2 peak ↑ (P = 0,042) Leistung ↑ (P = 0,042) Ventilation ↑ (P = 0,045) Social well-being ↑ (p = 0,033) G2: VO2peak ↓ (P = 0,049) Herzfrequenz ↑ (P = P < 0,001)	Typ 1 Error rate: 5 %	Anwesenheit bei Training: 82 %	Supervisiertes Aerobic Training ist sicher und bewirkt eine signifikante Verbesserung der kardiopulmonalen Funktion und QoL und kann den schädigenden Einflüssen der Chemotherapie entgegenwirken. Chemotherapie allein verschlechtert die kardiopulmonale Funktionalität
Cornette, 2016	G1: n = 22 G2: n = 22	G1 bei T 1: VO2peak ↑ (P = 0,009), 6MWT ↑ (P = 0,003) G1 bei T 2: VO2peak ↑ (P = 0,001), 6MWT ↑ (P = 0,001), VO2 at threshold (P = 0,004) P at threshold (P = 0,000) Pmax (P = 0,000) G2 bei T 1: VO2peak ↓ (P = 0,046), Pmax ↓ (P = 0,019) G2 bei T 2: Pmax ↓ (P = 0,017	Typ 1 Error rate: 5 %	Kein Effekt auf QoL, Fatigue, Angst oder Depression	Training zu Hause während Chemotherapie ist sicher, leicht durchführbar und hat einen positiven Einfluss auf die sportliche Leistungsfähigkeit bei Brustkrebspatienten
Rao, 2012	G1: n = 5 G2: n = 5	G1 zu G2: BMI ↓ (P = 0,03)	Typ 1 Error rate: 5 %	G1 zu G2: Ki-67 ↓ (P = 0,14) Trainingsanwesenheit > 80 %	Eine sportliche Intervention während neoadjuvanter Chemotherapie ist durchführbar und hat mögliche positive Effekte

werden. Bei Hornsby et al. [28] unterschieden sich die maximale Sauerstoffaufnahme und die Wattleistung auf dem Ergometer signifikant zwischen Kontroll- und Trainingsgruppe nach Durchführung eines 12-wöchigen Trainingsprogrammes. Innerhalb der Gruppe konnte die Wattleistung um etwa 15 % gesteigert werden, die maximale Sauerstoffaufnahme stieg um 13 %, auch die maximale Ventilation stieg um 12 L/min. Parallel verschlechterten sich in der Kontrollgruppe unter der Chemotherapie Funktionswerte wie Sauerstoffaufnahme oder Ruheherzfrequenz drastisch. Hornsby et al.

[28] berichteten von lediglich einem Patienten, welcher vorübergehende Schmerzen im Bein verspürte, die nach dem Training spontan sistierten.

Auch Cornette et al. [29] führten ein intensives Training durch, das sich sogar über 27 Wochen erstreckte. Zusätzlich zum Ergometer-Training wurden Kraftübungen durchgeführt. Auch hier zeigte sich, dass verschiedene Leistungsparameter verbessert werden konnten. Im 6MWT konnten die Patienten der Interventionsgruppe im Schnitt etwa 25 Meter weiter laufen als zuvor. Ähnlich wie bei Hornsby et al. [28] konnte die maximale Sauerstoffaufnahme um knapp 11 % gesteigert werden und unterschied sich nach Training signifikant von der Kontrollgruppe.

Die beschriebenen Effekte entsprechen denen, die unter adjuvanter Therapie beobachtet werden. Vincent et al. [32] konnten unter einem begleitenden 12-wöchigen Lauftraining eine signifikante Steigerung der Sauerstoffaufnahme von 2,21 ml/kg/min feststellen. Auch Mutrie et al. [33] führten ein 12-wöchiges Kraft- und Ausdauertraining durch und konnten eine bessere Schultermobilität sowie eine signifikant höhere Laufkapazität und ein gesteigertes psychisches Wohlbefinden beobachten, die in einer Folgestudie auch 5 Jahre später noch gesehen wurden [34].

Prognose

Auch das Bewegungsverhalten schon vor Krebsdiagnose hat Einfluss auf die Prognose, wie Schmidt et al. [35] zeigen konnten. Frauen, die einen inaktiven Lebensstil pflegten, starben deutlich früher als aktive Patienten. Ähnliches konnten Abrahamson et al. [3] feststellen: Ein physisches Training im letzten Jahr vor Diagnose hatte, vor allem bei übergewichtigen Frauen, einen positiven Effekt auf den postoperativen Verlauf.

Psychosozial

Es ist belegt, dass Sport soziale Ängste mindert, das Selbstvertrauen stärkt und so einer sozialen Isolation entgegenwirkt [36]. Gleichsam ist die soziale Isolation einer der Hauptursachen in Bezug auf gesteigerte Mortalität sowohl allgemein, als auch speziell bei Brustkrebs [38]. Eine Studie konnte bei Mäusen sogar eine gesteigerte Tumorprogression durch Isolation beobachten [39]. Bezieht man Patientinnen in ein Training mit anderen betroffenen Frauen ein, kann man sie aus einer möglichen isolierten Position herausholen und durch ein soziales Gemeinschaftsgefühl de facto den Verlauf der Erkrankung positiv beeinflussen. Bei Hornsby et al. [28] konnte im Hinblick auf physisches Wohlbefinden im sozialen Bereich innerhalb der Therapiegruppe signifikante Verbesserungen erzielt werden. Dies ist trotz individuellen Trainings gelungen, ein Gruppenprogramm wurde nicht durchgeführt. Ein besseres Sozialbefinden könnte durch die supervisierte Betreuung und die regelmäßige Anbindung an das Behandlungszentrum erklärt werden.

Cornette et al. verzeichneten keinen Benefit im psychosozialen Bereich. QoL, Fatigue oder der HADS-Fragebogen (Angst und Depression) [40] ergaben keine signifikanten Änderungen zwischen Sport- und Kontrollgruppe. Tendenziell konnte lediglich eine Verbesserung im HADS-Fragebogen um etwa 2 Punkte beobachtet werden. Ein fehlender signifikanter Zusammenhang in vielen Bereichen könnte der niedrigen Patientenzahl in beiden Studien geschuldet sein. Trotz der eher niedrigen Korrelation zwischen psychosozialer Gesundheit und körperlicher Aktivität, die die beiden Studien vermuten lässt, ist vor dem Hintergrund der guten Evidenz bei adjuvanter Zielsetzung, eine Empfehlung für sportliche Betätigung auszusprechen. In Zukunft braucht es jedoch mehr Studien, die untersuchen, wie sich körperliche Aktivität vor einer medizinischen Therapie auf posttherapeutische Parameter auswirkt. Interessant wäre auch bei paralleler Intervention zur neoadjuvanten Therapie ein Ausblick auf mögliche langfristige Folgen auf das postoperative psychosoziale Outcome. Dies wurde bislang noch nicht untersucht.

Biologische Mechanismen

Im prähabilitativen Bereich kann regelmäßiges Training die Mitochondriendichte in Muskelfasern erhöhen und die Fähigkeit zur Sauerstoffaufnahme steigern. Gleichsam sinkt der Verbrauch von muskeleigenem Glykogen und weniger Laktat wird produziert [41]. Diese molekularen Prozesse können dem gesteigerten oxidativen Stress z. B. während einer Chemotherapie entgegenwirken. Das Auftreten von Fatigue und Muskelschmerzen, häufige Nebenwirkungen, z. B. unter einer Anthrazyklin-Therapie, können so vermindert werden [42].

Auch im Hinblick auf das skelettale System kann sportliche Aktivität positive Effekte haben. So werden durch Sport Osteozyten aktiviert, die den Knochenaufbau vorantreiben und so die Knochendichte erhöhen [43]. Dies vermindert bzw. blockiert Osteoporose und Frakturen, gängige Nebenwirkungen durch bspw. Tamoxifen und Aromataseinhibitoren [20], und kann so auch die Therapieadhärenz verbessern.

In der Studie von Rao et al. lag der Fokus auf dem Einfluss molekularer Aspekte durch Bewegungstherapie während einer neoadjuvanten Chemotherapie. Sie untersuchten, in wie weit sich prognostisch wichtige Biomarker der Brustkrebserkrankung unter einem gemischten Ausdauer- und Krafttraining veränderten. Zu diesen gehörte z. B. das C-Peptid, das als Marker des Insulinstoffwechsels ähnlich wie IGF-1 [44] prognostischen Wert bezüglich der Mortalität bei Brustkrebs aufweist. Eine Erhöhung des C-Peptid-Spiegels um 1 ng/ml erhöht die Brustkrebs-spezifische Mortalität um etwa 35 % [45]. Da der Insulinspiegel und damit auch C-Peptid effektiv durch Sport und Gewichtsverlust gesenkt werden können [46], könnte eine indirekte Mortalitätsreduktion durch Sport erklärt werden. In der Studie von Rao et al. [30] konnte dieser Zusammenhang nicht signifikant bewiesen werden. Dies könnte der niedrigen Patientenzahl von 5 in der Interventionsgruppe geschuldet sein. Die Studiengruppe postuliert, dass der beobachtete Gewichtsverlust nicht ausreichte, um eine signifikante Senkung des C-Peptids zu bewirken. Unabhängig davon ist der Zusammenhang zwischen körperlicher Aktivität und Insulin / C-Peptid-Spiegeln nicht von der Hand zu weisen und könnte eine Erklärung sein, weshalb Bewegung die Prognose von Brustkrebspatienten verbessern könnte.

Ein weiterer Marker in der Brustkrebsdiagnostik ist KI-67, der sich in teilenden Zellen nachweisen lässt und so ein Maß für die Proliferationsrate eines Tumors ist. In verschiedenen Studien zeigte sich, dass ein hoher KI-67-Wert mit einer höheren Mortalität verbunden ist [21],[37],[47]. Somit besitzt KI-67 vor allem prognostischen Wert, mit dem sich das Outcome unter Mitbeachtung klassischer Prognosefaktoren wie z. B. Lymphknotenstatus und Tumorgröße abschätzen lässt [48]. Ein Wert von > 20 % gilt als prognostisch ungünstig und ist mit signifikant höherer Mortalität verbunden [49], während Werte unter 12 % nach neoadjuvanter Chemotherapie mit geringerem Rezidivrisiko einhergingen [50]. In der Studie von Rao et al. lag der Ki-67 Wert nach Chemotherapie bei 29 % (initial 42 %) in der Kontrollgruppe und bei 7 % (initial 34 %) in der Interventionsgruppe. Dieser Unterschied könnte, obwohl nicht signifikant (P = 0,14), ein Hinweis auf einen möglichen molekularen Hintergrund für den protektiven Effekt von Training sein. Der KI-67 Wert der Sportgruppe impliziert ein geringeres Rezidivrisiko für die Patienten, die während der Chemotherapie Kraft- und Ausdauertraining durchführten.

3.7.6 Fazit

Zur Wirksamkeit der Prähabilitation bei Brustkrebspatienten konnten anhand der Ergebnisse keine evidenzbasierten Aussagen getätigt werden. Insgesamt zeigt sich, dass es an aussagekräftigen Studien zur prähabilitativen Wirksamkeit bei Brustkrebspatienten mangelt. Die vorhandenen Studien, die im weitesten Sinne zur Bewertung der Prähabilitation herangezogen werden können, berücksichtigten Brustkrebspatientinnen unter neoadjuvanter Chemotherapie und sind zudem sehr inhomogen. Teilweise wurde das Training in Gruppen durchgeführt, teils individuell, manche Studien untersuchten verstärkt psychosoziale Aspekte, manche lediglich physische oder molekulare Parameter. Auffallend sind auch die geringen Patientenzahlen. In den drei näher analysierten Arbeiten wurden insgesamt nur 74 Patienten aufgenommen. Es wurden keine adverse events festgestellt.

Dennoch kann trotz der aktuell dünnen Studienlage ein gezieltes körperliches Training unter neoadjuvanter Therapie empfohlen werden, da es durchaus effektiv sein kann. Denn vor dem Hintergrund der bereits belegten Wirksamkeit von Bewegungstherapie unter adjuvanter Chemotherapie, kann dieser Beleg durchaus auch für die neoadjuvante Therapie angenommen werden. Auch wenn noch keine Daten zum präoperativen Training bei Brustkrebs vorliegen, sollte über ein gezieltes körperliches Training nachgedacht werden, das dann idealerweise nach der Therapie weitergeführt wird. Schlussendlich werden in diesem Kontext weitere Untersuchungen durch randomisierte kontrollierte Studien benötigt.

Literatur

[1]   Krebs in Deutschland 2011/2012. 10. Ausgabe. Robert Koch-Institut (Hrsg) und die Gesellschaft der epidemiologischen Krebsregister in Deutschland e. V. (Hrsg). Berlin, 2015.

[2]   Kreienberg R, Albert US, Follmann M, et al. A Interdisciplinary GoR level III Guidelines for the Diagnosis, Therapy and Follow-up Care of Breast Cancer: Short version – AWMF Registry No.: 032-045OL AWMF-Register-Nummer: 032-045OL – Kurzversion 3.0, Juli 2012. Geburtshilfe Frauenheilkd. 2013;73(6):556-83.

[3]   Abrahamson PE, Gammon MD, Lund MJ, et al. Recreational physical activity and survival among young women with breast cancer. Cancer. 2006;107(8):1777-85.

[4]   Hsieh CC, Trichopoulos D, Katsouyanni K, Yuasa S. Age at menarche, age at menopause, height and obesity as risk factors for breast cancer: associations and interactions in an international case-control study. Int J Cancer. 1990;46(5):796-800.

[5]   Dieterich M, Stubert J, Reimer T, Erickson N, Berling A. Influence of Lifestyle Factors on Breast Cancer Risk. Breast Care. 2014;9(6):407-14.

[6]   Hunter DJ, Colditz GA, Hankinson SE, et al. Oral contraceptive use and breast cancer: a prospective study of young women. Cancer epidemiology, biomarkers & prevention. 2010;19(10):2496-502.

[7]   Ban KA, Godellas CV. Epidemiology of breast cancer. Surg Oncol Clin N Am. 2014;23(3):409-22.

[8]   Francken AB, Schouten PC, Bleiker EM, Linn SC, Rutgers EJ. Breast cancer in women at high risk: the role of rapid genetic testing for BRCA1 and -2 mutations and the consequences for treatment strategies. Breast. 2013;22(5):561-8.

[9]   Antoniou A, Pharoah PD, Narod S, et al. Average risks of breast and ovarian cancer associated with BRCA1 or BRCA2 mutations detected in case Series unselected for family history: a combined analysis of 22 studies. American journal of human genetics. 2003;72(5):1117-30.

[10] Houssami N, Hayes DF. Review of preoperative magnetic resonance imaging (MRI) in breast cancer: should MRI be performed on all women with newly diagnosed, early stage breast cancer? CA: a cancer journal for clinicians. 2009;59(5):290-302.

[11] Kurt Possinger ACR. Hämatologie Onkologie, 2015.

[12] Fisher B, Anderson S. Conservative surgery for the management of invasive and noninvasive carcinoma of the breast: NSABP trials. World Journal of Surgery. 1994;18(1):63-9.

[13] Fleissig A, Fallowfield LJ, Langridge CI, et al. Post-operative arm morbidity and quality of life. Results of the ALMANAC randomised trial comparing sentinel node biopsy with standard axillary treatment in the management of patients with early breast cancer. Breast cancer research and treatment [Internet]. 2006;95(3):279-93 pp.

[14] Hoffmann J, Wallwiener D. Classifying breast cancer surgery: a novel, complexity-based system for oncological, oncoplastic and reconstructive procedures, and proof of principle by analysis of 1225 operations in 1166 patients. BMC Cancer. 2009;9(1):108.

[15] Simpson SA, Ying BL, Ross LA, et al. Incidence of Complications in Outpatient Mastectomy with Immediate Reconstruction. Journal of the American College of Surgeons. 2007;205(3):463-467.

[16] Jagsi R, Jiang J, Momoh AO, et al. Complications After Mastectomy and Immediate Breast Reconstruction for Breast Cancer: A Claims-Based Analysis. Annals of surgery. 2016;263(2):219-227.

[17] Gilliam LAA, St. Clair DK. Chemotherapy-Induced Weakness and Fatigue in Skeletal Muscle: The Role of Oxidative Stress. Antioxidants & Redox Signaling. 2011;15(9):2543-2563.

[18] Davies C, Godwin J, Gray R, et al. Relevance of breast cancer hormone receptors and other factors to the efficacy of adjuvant tamoxifen: patient-level meta-analysis of randomised trials. Lancet. 2011;378(9793):771-84.

[19] Burstein HJ, Prestrud AA, Seidenfeld J, et al. American Society of Clinical Oncology clinical practice guideline: update on adjuvant endocrine therapy for women with hormone receptor-positive breast cancer. Journal of clinical oncology. 2010;28(23):3784-96.

[20] Gaillard S, Stearns V. Aromatase inhibitor-associated bone and musculoskeletal effects: new evidence defining etiology and strategies for management. Breast Cancer Res. 2011;13(2):205.

[21] Trihia H, Murray S, Price K, et al. Ki-67 expression in breast carcinoma: its association with grading systems, clinical parameters, and other prognostic factors--a surrogate marker? Cancer. 2003;97(5):1321-31.

[22] Slamon DJ, Leyland-Jones B, Shak S, et al. Use of chemotherapy plus a monoclonal antibody against HER2 for metastatic breast cancer that overexpresses HER2. N Engl J Med. 2001;344(11):783-92.

[23] Cheema B, Gaul CA, Lane K, Fiatarone Singh MA. Progressive resistance training in breast cancer: a systematic review of clinical trials. Breast cancer research and treatment. 2008;109(1):9-26.

[24] Devoogdt N, Van Kampen M, Geraerts I, Coremans T, Christiaens MR. Different physical treatment modalities for lymphoedema developing after axillary lymph node dissection for breast cancer: A review. European Journal of Obstetrics and Gynecology and Reproductive Biology. 2010;149(1):3-9.

[25] Chan DN, Lui LY, So WK. Effectiveness of exercise programmes on shoulder mobility and lymphoedema after axillary lymph node dissection for breast cancer: systematic review. Journal of advanced nursing. 2010;66(9):1902-14.

[26] Cramp F, Daniel J. Exercise for the management of cancer-related fatigue in adults. Cochrane Database of Systematic Reviews. 2012;10.1002/14651858. CD006145.pub3.

[27] de Paleville DT, Topp RV, Swank AM. Effects of aerobic training prior to and during chemotherapy in a breast cancer patient: a case study. J Strength Cond Res. 2007;21(2):635-7.

[28] Hornsby WE, Douglas PS, West MJ, et al. Safety and efficacy of aerobic training in operable breast cancer patients receiving neoadjuvant chemotherapy: a phase II randomized trial. Acta Oncol. 2014;53(1):65-74.

[29] Cornette T, Vincent F, Mandigout S, et al. Effects of home-based exercise training on VO2 in breast cancer patients under adjuvant or neoadjuvant chemotherapy (SAPA): a randomized controlled trial. European journal of physical and rehabilitation medicine. 2016;52(2):223-32.

[30] Rao R, Cruz V, Peng Y, et al. Bootcamp during neoadjuvant chemotherapy for breast cancer: a randomized pilot trial. Breast Cancer. 2012;6:39-46.

[31] Nilsson H, Angeras U, Bock D, et al. Is preoperative physical activity related to post-surgery recovery? A cohort study of patients with breast cancer. BMJ Open. 2016;6(1):e007997.

[32] Vincent F, Labourey JL, Leobon S, et al. Effects of a home-based walking training program on cardiorespiratory fitness in breast cancer patients receiving adjuvant chemotherapy: a pilot study. European journal of physical and rehabilitation medicine. 2013;49(3):319-29.

[33] Mutrie N, Campbell AM, Whyte F, et al. Benefits of supervised group exercise programme for women being treated for early stage breast cancer: pragmatic randomised controlled trial. BMJ. 2007;334(7592):517.

[34] Mutrie N, Campbell A, Barry S, et al. Five-year follow-up of participants in a randomised controlled trial showing benefits from exercise for breast cancer survivors during adjuvant treatment. Are there lasting effects? Journal of cancer survivorship. 2012;6(4):420-30.

[35] Schmidt ME, Chang-Claude J, Vrieling A, et al. Association of pre-diagnosis physical activity with recurrence and mortality among women with breast cancer. Int J Cancer. 2013;133(6):1431-40.

[36] Eime RM, Young JA, Harvey JT, Charity MJ, Payne WR. A systematic review of the psychological and social benefits of participation in sport for children and adolescents: informing develop-

ment of a conceptual model of health through sport. The International Journal of Behavioral Nutrition and Physical Activity. 2013;10:98.

[37] Colozza M, Azambuja E, Cardoso F, et al. Proliferative markers as prognostic and predictive tools in early breast cancer: where are we now? Annals of oncology. 2005;16(11):1723-39.

[38] Kroenke CH, Kubzansky LD, Schernhammer ES, Holmes MD, Kawachi I. Social networks, social support, and survival after breast cancer diagnosis. Journal of clinical oncology. 2006;24(7):1105-11.

[39] Williams JB, Pang D, Delgado B, et al. A model of gene-environment interaction reveals altered mammary gland gene expression and increased tumor growth following social isolation. Cancer prevention research. 2009;2(10):850-61.

[40] Zigmond AS, Snaith RP. The hospital anxiety and depression scale. Acta psychiatrica Scandinavica. 1983;67(6):361-70.

[41] Holloszy JO, Coyle EF. Adaptations of skeletal muscle to endurance exercise and their metabolic consequences. Journal of applied physiology: respiratory, environmental and exercise physiology. 1984;56(4):831-8.

[42] Gilliam LAA, St. Clair DK. Chemotherapy-Induced Weakness and Fatigue in Skeletal Muscle: The Role of Oxidative Stress. Antioxidants & Redox Signaling. 2011;15(9):2543-63.

[43] Marques EA, Mota J, Carvalho J. Exercise effects on bone mineral density in older adults: a meta-analysis of randomized controlled trials. Age. 2012;34(6):1493-515.

[44] Goodwin PJ, Ennis M, Pritchard KI, et al. Fasting insulin and outcome in early-stage breast cancer: results of a prospective cohort study. Journal of clinical oncology. 2002;20(1):42-51.

[45] Irwin ML, Duggan C, Wang CY, et al. Fasting C-Peptide Levels and Death Resulting From All Causes and Breast Cancer: The Health, Eating, Activity, and Lifestyle Study. Journal of clinical oncology. 2011;29(1):47-53.

[46] Irwin ML, McTiernan A, Bernstein L, et al. Relationship of obesity and physical activity with C-peptide, leptin, and insulin-like growth factors in breast cancer survivors. Cancer epidemiology, biomarkers & prevention. 2005;14(12):2881-8.

[47] Nishimura R, Osako T, Nishiyama Y, et al. Prognostic significance of Ki-67 index value at the primary breast tumor in recurrent breast cancer. Mol Clin Oncol. 2014;2(6):1062-1068. Epub 2014 Aug 22.

[48] Guarneri V, Piacentini F, Ficarra G, et al. A prognostic model based on nodal status and Ki-67 predicts the risk of recurrence and death in breast cancer patients with residual disease after preoperative chemotherapy. Annals of oncology. 2009;20(7):1193-8.

[49] Ibrahim T, Farolfi A, Scarpi E, et al. Hormonal receptor, human epidermal growth factor receptor-2, and Ki67 discordance between primary breast cancer and paired metastases: clinical impact. Oncology. 2013;84(3):150-7.

[50] Nishimura R, Osako T, Okumura Y, Hayashi M, Arima N. Clinical significance of Ki-67 in neoadjuvant chemotherapy for primary breast cancer as a predictor for chemosensitivity and for prognosis. Breast cancer. 2010;17(4):269-75.

4 Umsetzung der wissenschaftlichen Erkenntnisse in die prähabilitativ-bewegungstherapeutische Praxis

Freerk T. Baumann, Julia Neudecker, Philipp Koll, Remco Overbeek

Auch wenn die Datenlage in der bewegungstherapeutischen Prähabilitation bei Krebs noch recht heterogen ist, können aus den vorhandenen Studien bereits erste Praxis- und Therapieempfehlungen definiert werden. Es ist zusammengefasst gut belegt, dass prähabilitative Interventionen sicher und durchführbar sind. Doch die Umsetzung, und damit der Aufbau einer Versorgungsstruktur, stehen national wie auch international noch ganz am Anfang. In Deutschland finden sich kaum prähabilitative Angebote, die, wenn vorhanden, in erster Linie im experimentellen-wissenschaftlichen Setting vorherrschen. Sicher ist, dass sich langfristig entsprechende Strukturen entwickeln werden, da die Potenziale und die Wirkungsweise der bspw. präoperativen Trainingstherapie enorm sein können. Es werden nun im Folgenden die prähabilitativ-bewegungstherapeutischen Empfehlungen nach Entitäten abgebildet, die durch Sport- und Physiotherapeuten umgesetzt werden können.

4.1 Bronchialkarzinom

Zielgruppe

Primär kommen Patienten mit diagnostiziertem Nicht-kleinzelligen-Lungenkarzinom für eine prähabilitative Therapie in Frage. Vor allem Patienten der Stadien I und II wurden in den meisten Studien integriert und können daher für die Prähabilitation herangezogen werden. Patienten mit einer eingeschränkten Lungenfunktion scheinen besonders von präoperativem Training zu profitieren. Rein funktionell muss also keine Operabilität vorliegen, auch Patienten mit grenzwertigen FEV_1-Wert ($\approx 1,5$ L) können integriert werden. Eine pulmonale Komorbidität stellt keine Kontraindikation dar. Vielmehr profitieren Patienten mit beispielsweise einer COPD und starker Dyspnoe (MRC > 2) besonders von einem Training. Bei kardiovaskulär stark vorbelasteten Patienten muss nach individuellem Risikoprofil entschieden werden, ob ein körperliches Training durchführbar ist.

Inhalte

Bei Bronchialkarzinompatienten wird idealerweise grundsätzlich eine Kombinationstherapie aus verschiedenen bewegungstherapeutischen Interventionen durchgeführt. Patienten sollten demnach ein kombiniertes Training aus Ausdauer-, Kraft- und Atemtraining durchführen. Das Ausdauertraining kann z. B. mittels Ergometer oder

https://doi.org/10.1515/9783110522419-004

Laufband umgesetzt werden. Auch das Laufen in der Natur kann empfohlen werden. Beim Krafttraining werden die obere und untere Extremität bzw. die großen Muskelgruppen berücksichtigt. Ein Atemtraining kann analog zum bereits postoperativ etablierten rehabilitativen Training durchgeführt werden. Dazu gehören neben Übungen zur Stärkung der Atemmuskulatur (z. B. mit Threshold Inspiratory Muscle Trainer) auch das Erlernen von Atemmanövern, wie abdominelles Atmen oder rhythmisches und langsames Atmen.

Setting

Empfehlenswert ist ein supervidiertes Gruppentraining in ambulanter Versorgung. Bei unzureichender Anbindung aufgrund von z. B. fehlender Erreichbarkeit durch den Patienten kann auch ein Training zu Hause erfolgen. Teilaspekte des Trainings wie z. B. das Atemtraining können zusätzlich zum Gruppentraining zu Hause absolviert werden.

Steuerung

Für das prähabilitative Training kommt der Zeitraum zwischen Diagnose und Operation für die Länge der Therapie in Frage – dieser liegt bei 1–4 Wochen. Je kürzer die Gesamtdauer ist, desto hochfrequentierter sollte das Training durchgeführt werden, das kann durchaus täglich sein. Idealerweise sollte ein Ausdauertraining 3–7 ×/ Woche in moderater Intensität durchgeführt werden, kann aber je nach Belastung über die Zeit gesteigert werden. Mögliche Vorgaben sind z. B. eine tägliche Schrittzahl von 5.000 oder ein halbstündiges Training bis auf 70–80 % der maximalen Belastbarkeit. Ebenso können eigenständige Übungen wie Treppensteigen nach individueller Belastbarkeit empfohlen werden. Ein Atemtraining kann 1–3 Mal täglich für 10–30 Minuten durchgeführt werden. Ein Krafttraining sollte etwas anstrengend bis anstrengend gestartet werden, was dann über die Zeit gesteigert wird. Möglich sind z. B. 2 Durchgänge von 10–12 Wiederholungen 2 Mal täglich.

Tab. 4.1: Praxisempfehlungen für Patienten mit Bronchialkarzinom.

Zielgruppe	– operable Tumoren
	– Patienten mit eingeschränkter Lungenfunktion
Intervention	– Krafttraining, Ausdauertraining (moderat), Atemtraining
Effekte	– Lungenfunktion, Atemmuskulatur
Setting	– supervidiertes Training, Heimtraining
Steuerung	– 1–4 Wochen
	– täglich bis zu 3 Mal; jedoch mindestens 3 Mal pro Woche
	– Ausdauer: 70–80 % der Kraftkapazität
	– Krafttraining: „etwas anstrengend" und steigernd bis „anstrengend"
	– Atemtraining kann 1–3 Mal täglich für 10–30 Minuten
Dauer	– mindestens 2–4 Wochen prä-OP

4.2 Prostatakarzinom

Zielgruppe

Ein prähabilitatives Beckenbodentraining zeigt sich bei Tumoren für eine Prostatektomie als realisierbar und wirkungsvoll. Diese Bewegungsintervention sollte unter Berücksichtigung der individuellen körperlichen und psychischen Verfassung der Patienten erfolgen und limitierende Komorbiditäten sowie Kontraindikationen (Thrombozyten unter 10.000/µl, Fieber über 38 °C, Kreislaufbeschwerden etc.) beachtet werden (Tab. 4.2).

Inhalte

Die Bewegungsprogramme in den vorhandenen Studien sind sehr heterogen und unterscheiden sich stark hinsichtlich Startzeitpunkt, Aufbau und Inhalte. Bei Prostatakrebspatienten wird speziell Beckenbodentraining als Bewegungstherapie erster Wahl definiert und durch Biofeedback-Kontrolle unterstützt (Tab. 4.2).

Setting

Überwiegend wurde 3–4 Wochen präoperativ mit der Intervention ambulant begonnen. Ein Training zu Hause fand größtenteils täglich oder mehrmals am Tag statt. Diese Trainingsform kann ein Bestandteil des Trainings sein, sollte aber immer mit einem supervidierten Training kombiniert oder ausschließlich überwacht durchgeführt werden. Um Trainingseffekte zu erreichen, müssen mindestens zwei Trainingseinheiten pro Woche bei einer Dauer von 30 Minuten pro Trainingseinheit durchgeführt werden. Dazu sollte nach neusten Erkenntnissen die Beckenbodenübungen in Rückenlage und im Sitzen sowie während Alltagsaktivitaten umgesetzt werden (Tab. 4.2).

Steuerung

Zur Belastungssteuerung sollten im ambulanten Setting verschiedene Serien mit einer Anspannung des Beckenbodens von 10 Sekunden durchgeführt werden. Ebenfalls kann ein Training mit einer Anspannung von 5 Sekunden und einer Entspannung von weiteren 5 Sekunden erfolgen. Periodisches Training mit schnellen, intensiven und maximalen Kontraktionen 1, 3 und 5 Sekunden lang werden bei Fortgeschrittenen ambulant angewendet. Im Heimtraining werden fünfmal am Tag 10 Serien à 5–10 Kontraktionen oder 3 Serien à 15 Übungen durchgeführt. Zur Progression sollten die Kontraktionen pro Woche um 1–2 bis maximal 10 Sekunden gesteigert werden. Langsame und schnelle Anspannungen erfolgen im Wechsel.

Desweiteren konnte eine einmalige präoperative Einheit mit Biofeedback-Kontrolle zeitnah zur Operation zum Teil schon erste Effekte aufweisen und sollte in das Beckenbodentraining mit einbezogen werden. Dennoch ist die benötigte Zeit der physiologischen Anpassungsprozesse zu berücksichtigen und entsprechend umzusetzen (Tab. 4.2).

Tab. 4.2: Praxisempfehlungen für Patienten mit Prostatakarzinom.

Zielgruppe	– operable Tumore für Prostatektomie – Prostatakrebspatienten im durchschnittlichen Alter von 60 Jahren
Intervention	– Beckenbodentraining (Krafttraining)
Effekt	– Harnkontinenz, Lebensqualität
Setting	– ambulant in Tumorzentren, in Kombination mit Training zu Hause – Beckenbodentraining à 4 Übungen in Rückenlage / im Sitzen – supervidiertes Training durch Physiotherapeuten – mind. 1× (1–3 ×) EMG Biofeedback-Kontrolle in der präoperativen Phase – visuelles Feedback (Transabdominale Sonographie, intraabdominale Druckproben) – Heimtraining in verschiedene Alltagssituationen integrieren, im Sitzen, Stehen, Liegen durchführen – verbale Anweisungen, Visualisierung am Modell, schriftliche Anleitung

Steuerung	– Ambulant:
	  – ca. 2 ×/Woche ca. 30 min
	  – 10 sek Anspannung oder 5 sek Anspannung und 5 sek Entspannung
	  – je nach Belastungsfähigkeit periodisches Training mit schnellen, intensiven und maximalen Kontraktionen 1 sek, 3 sek, 5 sek im Wechsel (Adaption an die Belastung nicht unterschätzen, langsam herantasten)
	– Heimtraining:
	  – 1–5 ×/Tag ca. 30 min
	  – 10 Serien à 5–10 Kontraktionen 5 × täglich oder 3 Serien à 15 Übungen
	  – Steigerung der Anspannung um 1–2 sek/Woche

Dauer	– mindestens 3–4 Wochen prä-OP

4.3 Harnblasenkarzinom

Zielgruppe und Inhalte

Die Kombination aus Kraft- und Ausdauerprogrammen haben sich bei Tumoren für eine Zystektomie als realisierbar und wirkungsvoll bestätigt. Diese Bewegungsprogramme sollten unter Berücksichtigung der individuellen körperlichen und psychischen Verfassung der Patienten erfolgen und limitierende Komorbiditäten sowie Kontraindikationen (Thrombozyten unter 10.000/µl, Fieber über 38 °C, Kreislaufbeschwerden etc.) beachtet werden (Tab. 4.2).

Setting und Steuerung

Im Kontext der Trainingshäufigkeit ist ein tägliches prähabilitatives Training zu Hause zweimal am Tag, 2 Wochen lang oder zweimal in der Woche 4 Wochen lang, für eine gesteigerte Funktionsfähigkeit und Lebensqualität effizient. Ein Ausdauertraining von 15 Minuten auf dem Stepptrainer und 6 weitere Kraft- und Ausdauerübungen, die

Tab. 4.3: Praxisempfehlungen für Patienten mit Harnblasenkarzinom.

Zielgruppe	– operable Tumore für radikale Zystektomie – Patienten im durchschnittlichen Alter von 70 Jahren
Intervention	– Krafttraining, Ausdauertraining (15 min Stepptraining, 6 Kraft- & Ausdauerübungen)
Effekte	– körperliche Funktionsfähigkeit, Lebensqualität
Setting	– Heimtraining
Steuerung	– 1–2 ×/Tag à 2 Wochen oder 2 ×/Woche à 4 Wochen
Dauer	– 2–4 Wochen prä-OP

ein Ganzkörpertraining darstellen, sind zu empfehlen. Nach aktueller, wenn auch geringer Datenlage scheint eine Dauer von 2–4 Wochen angemessen und wirksam. Dennoch steht eine individuell an das Leistungsvermögen des Patienten angepasste Bewegungstherapie im Fokus, die die körperliche und psychische Verfassung berücksichtigt (Tab. 4.3).

4.4 Kolorektale Karzinome

Zielgruppe
Als gesichert kann die Durchführbarkeit für sportliche Prähabilitation mit Krebspatienten über 60 Jahren angesehen werden. Gerade Patienten mit kolorektalem Karzinom könnten besonders davon profitieren, da zum einen die vermehrte Resektion des Mesokolons zu längeren Operationszeiten führt und zum anderen ein insulinabhängiger Wachstumsstimulus des Tumors als wahrscheinlich angesehen wird. Besonders gut wirksam hinsichtlich der präoperativen Verbesserung der Messparameter zeigten sich Patienten mit einem niedrigen Fitnesslevel, einem hohen Angstlevel und Patienten, die davon überzeugt waren, dass Fitness bei der Genese hilft. Patienten, die an der Grenze oder unterhalb des Hochrisikobereichs für postoperative Komplikationen von 11 ml/min/kgKG des VO2(AT) liegen, sollte ein präoperatives Training empfohlen werden.

Inhalte und Steuerung
Grundsätzlich ist eine Kombination aus Krafttraining und Ausdauertraining zu empfehlen. Die Empfehlung, dass sanftes, moderates Ausdauertraining wirksam ist, wurde von Studien bestätigt. Hier ist ein regelmäßiges sanftes Training, das täglich durchgeführt werden sollte, auf dem Fahrradergometer, Laufband sowie Walking-Einheiten zu empfehlen. Das Krafttraining sollte alle großen Muskelgruppen berücksichtigen und durchaus im Hypertrophiebereich (70 % der max. Kraftfähigkeit) liegen.

Immerhin zirka 10 % der postoperativen Komplikationen der Kolonresektion entfallen auf pulmonale Komplikationen, so sollte aus diesem Grund regelmäßig (mindestens 3mal pro Woche) ein Atemtraining auch bei Patienten mit Kolonkarzinomen durchgeführt werden.

Die Patienten sollten zu Beginn des Prähabilitationsprogramms über dessen Bedeutung für die Gesundheit und das postoperative Outcome informiert werden. Zudem ist die Diagnosestellung ein einschneidendes Erlebnis für die Patienten, welches das Verhalten der Patienten maßgeblich beeinflussen und verändern kann. Daher muss der Patient gut informiert werden und ein verlässliches und umsetzbares Programm angeboten werden.

Setting

Ein wichtiger Punkt für die Umsetzung der geplanten Prähabilitationsprogramme ist das Setting. Bislang gibt es noch keine oder nur sehr wenige vorgesehene Strukturen im Sinne von Übungsräumen, Geräten, Trainern und Therapeuten, die ein solches Programm durchführen könnten. Am ehesten bieten sich große Tumorzentren an, die in Richtung integrierter Onkologie aufgestellt sind. Die besten Ergebnisse konnten durch ambulantes, supervidiertes Training erzielt werden. Das ambulante Training bietet die Möglichkeit der Motivation und Kontrolle durch Sport- oder Physiotherapie-Praxen. Sehr wichtig ist die Entfernung und die gebotene Infrastruktur zum Tumorzentrum hin, um ein ambulantes Training durchzuführen. So ist die Entfernung häufig ein Grund für Drop-Outs oder auch ein Grund nicht am Bewegungsprogramm teilzunehmen.

Das Training in häuslichem Umfeld kann auch effektiv sein. Somit sollte bei mangelnder Kapazität für ambulantes Training oder einer zu weiten Entfernung ein Trainingsprogramm zu Hause angeboten werden. Die Motivation zu langen Spaziergängen und Atemtraining sollte auch bei ambulantem Training ausgesprochen werden. In Zukunft sind sicherlich kombinierte Modelle aus ambulantem und häuslichem Training die Lösung. Falls sich ein standardisiertes evidenzbasiertes Prähabilitationsprogramm entwickeln lassen könnte, wäre eine Beaufsichtigung durch medizinisch ausgerichtete Fitnessstudios ideal. Das könnte die Barriere der Distanz abbauen und eine flächendeckende Versorgung ermöglichen.

Tab. 4.4: Empfehlungen zur Prähabilitation für Patienten mit Kolorektalem Karzinom.

Zielgruppe	– elektiv operable Tumore, auch mit operablen Lungen- oder Lebermetastasen – Patienten über 60 Jahre – Besonders profitieren wahrscheinlich: 　– Patienten mit Baseline CPET VO2(AT) < 11 ml/min/kgKG 　– Patienten mit Baseline 6MWT < 430 m 　– Patienten, die neoadjuvante (Radio-)Chemotherapie erhalten; CPET nach 　　Neoadjuvanter Radiochemotherapie wiederholen 　– HADS Anxiety Score > 5 　– Patienten, die überzeugt sind, dass Fitness nützlich für das Outcome ist
Inhalte	– Ausdauertraining vorgegeben: Fahrradergometer, Laufband, Gehen – Ausdauertraining nach Patientenwunsch: Joggen, Radfahren, Walken, 　Schwimmen – Krafttraining: Ganzkörper-Training, wenige Übungen, die mehrere Muskel- 　gruppen trainieren wie Rudern, Stepper; Fokus auf Bein- und Bauchmuskula- 　tur (+ insb. Hüftbeuger) – Krafttraining bei fragilen Patienten: altersangepasstes Training mit geführ- 　ten Bewegungen und genauer Kraftdosierung – ggf: hochintensives Atemtraining mit Threshold Loading Systemen – Aufklärung über Wichtigkeit des Programms für postoperativen Outcome
Effekte	– Muskulatur, Leistungsfähigkeit, Atemmuskulatur
Setting	– am besten ambulant in Tumorzentren, wenn verfügbar; für Patienten, die 　Zentrum gut erreichen, da häufiger Grund für Drop-Out – Gruppentraining – Heimtraining für Patienten die nicht gut an Zentrum angebunden sind (vor 　allem Gehen/Laufen und Atemtraining) – kombiniertes Training ambulant (Ausdauer und Kraft) und zu Hause (Atem- 　training)
Intensität	– mildes Ausdauertraining: 3 ×/Woche min. 20–30 Minuten, bis zu – 7 ×/Woche; 40 %–60 % der max. Hf. Nach Karvonen oder VO2(peak)/Borg 　Skala 11–13 – Intervalltraining auf Fahrradergometer: 3 ×/Woche 80 % des VO2(LT) für 　4 × 3 Minuten, dazwischen Pause VO2(LT)+(VO2(peak)-VO2(LT))/2 für 4 × 2 　Minuten – Krafttraining: 2–3 ×/Woche; ca. 20 Minuten; 10–12 Wdh.; Steigerung bei 15 　Wdh. oder RPE Skala 4–5; – Atemtraining: 60 % des MID zu Beginn, um 5 % steigern, bei Erreichen des 　Maximalwerts über Neubestimmung von MID nachdenken
Dauer	– mindestens 2 Wochen, ohne Verzögerung der OP – NARCT: ggf. bereits während der Therapie beginnen, ansonsten in der Woche 　nach Ende der Therapie um möglichst den gesamten Zeitraum zu nutzen
Outcome- Measures	– CPET: VO2(AT), VO2(peak), Workrate – 6MWT – POC, PPC, LD, Tage auf ICU – ggf. CR-POSSUM

4.5 Ösophaguskarzinome

Grundsätzlich sollte eine Kombination aus Ausdauer- und Krafttraining zur Steigerung der gesamten kardiopulmonalen Leistungsfähigkeit durchgeführt werden, um den reduzierten Allgemeinzustand zu verbessern. Bei den Patienten mit Ösophaguskarzinom liegt ein weiterer Fokus auf dem Atemtraining.

Zielgruppe

In Frage kommen hauptsächlich Patienten, die sich einer Tumoroperation unterziehen müssen oder mussten. Des Weiteren können vor allem Patienten über 60 Jahre oder mit einem CPET VO2 Wert von unter 11 ml/min/kgKG profitieren. Ebenfalls integriert werden sollten diejenigen, die einen Baseline 6MWT Wert von unter 430 Metern haben oder die eine Chemotherapie erhalten.

Inhalte

Von Bedeutung ist eine Kombination aus Ausdauer- und Krafttraining. Fahrradergometer, Laufband oder Schwimmen sind in diesem Falle möglich und erwünscht. Als Krafttraining eignet sich besonders gut ein Ganzkörper-Training unter Berücksichtigung aller großen Muskelgruppen, auch der Atemmuskulatur. Hierbei sollten besonders das Alter und die aktuelle Leistungsfähigkeit des Patienten berücksichtigt werden, um diesen nicht zu überfordern.

Setting

Für den Patienten zu empfehlen ist hauptsächlich ein ambulantes Gruppentraining, wobei eine gute Erreichbarkeit der Zentren gewährleistet werden sollte, um einen möglichen Abbruch des Trainingsprogramms zu vermeiden, bzw. so gering wie möglich zu halten. Sollte dies für den Patienten nicht umsetzbar sein, kann auch ein Training zuhause durchgeführt werden, was sich beispielsweise aus Joggen und Atemübungen zusammensetzt. Optimal wäre jedoch eine Kombination aus Gruppen- und Heimtraining.

Steuerung

Beim intensiven Atemtraining sollten sechs verschiedene Übungen mit einer sechsfachen Wiederholung durchgeführt werden; die dazwischen eingebaute Erholungszeit sollte idealerweise mit jeder Runde verkürzt werden. Das moderate Training sollte drei bis sieben Mal die Woche erfolgen, am besten mindestens für 20–30 Minuten. Zwei bis dreimal die Woche hingegen sollte das Krafttraining ergänzt werden, mit einer Mindestdauer von 20 Minuten. Bei der Therapie sollte präoperativ mindestens eine Dauer von zwei Wochen eingehalten werden.

Tab. 4.5: Empfehlungen zur Prähabilitation für Patienten mit Ösophaguskarzinom.

Zielgruppe	– elektiv operable Tumoren
	– Besonders profitieren wahrscheinlich:
	  – Patienten über 60 Jahre
	  – Patienten mit Baseline CPET VO2(AT) < 11 ml/min/kgKG
	  – Patienten mit Baseline 6MWT < 430 m
	  – Patienten die neoadjuvante (Radio-)Chemotherapie erhalten, CPET nach Neoadjuvanter Radiochemotherapie wiederholen

Inhalte	– hochintensives Atemtraining mit Threshold Loading Systemen – Ausdauertraining vorgegeben: Fahrradergometer, Laufband, Gehen – Ausdauertraining nach Patientenwunsch: Joggen, Radfahren, Walken, Schwimmen – Krafttraining: Ganzkörper-Training, insb. Atemhilfsmuskulatur – Krafttraining bei fragilen Patienten: altersangepasstes Training mit geführten Bewegungen und genauer Kraftdosierung – Aufklärung über Wichtigkeit des Programms für postoperativen Outcome
Effekte	– Atemmuskulatur, kardiopulmonale Leistungsfähigkeit, Liegedauer
Setting	– am besten ambulant, wenn verfügbar; für Patienten, die Zentrum gut erreichen, da häufiger Grund für Drop-Out – Gruppentraining – Heimtraining für Patienten, die nicht gut an Zentrum angebunden sind (vor allem Gehen/Laufen und Atemtraining) – kombiniertes Training ambulant (Atemtraining, Ausdauer und Kraft) und zu Hause (Atemtraining und Ausdauertraining)
Intensität	– intensives Atemtraining: 6 Durchgänge mit 6 Übungen, supervidiert, Erholungszeit zwischen Durchgängen sukzessive mindern von 60 s auf 45 s, 30 s, 15 s, 5s; Initial: 60 % des MID, Steigerung des Threshold um 5 %; bis zu 80 % in der ersten Woche; wenn MID erreicht, ggf. neuen MID bestimmen. – mildes Ausdauertraining: 3 ×/Woche min. 20–30 Minuten, bis zu 7 ×/Woche; 40 % der max. Hf./Borg Skala 11 – Krafttraining: 2–3 ×/Woche; ca. 20 Minuten; 10–12 Wdh.; Steigerung bei 15 Wdh. oder RPE Skala 4–5;
Dauer	– mindestens 2 Wochen, ohne OP Verzögerung – Neoadjuvante Radiochemotherapie: ggf. bereits während der Therapie beginnen, ansonsten in der Woche nach Ende der Therapie um möglichst den gesamten Zeitraum zu nutzen
Outcome-Measures	– MID p(max), MIDp(2 min), 1sFEV1, PIF – CPET: VO2(AT), VO2(peak), Workrate/6MWT – PPC, POC, LD, Tage mit Sauerstoff ja/nein,

4.6 Magenkarzinome

Da nur eine Studie für die Prähabilitation bei Magenkarzinomen zur Verfügung steht, leiten sich die Empfehlungen hier stark von den anderen Studien ab. Cho et al. konnten jedoch neben der Abnahme von Gewicht, BMI und Bauchfett eine Verkürzung der Liegedauer und wesentlich weniger Komplikationen feststellen.

Zielgruppe

Die Empfehlungen richten sich vor allem an Patienten nach einer Tumor-OP. Allerdings sind sie auch für Patienten ab 60 Jahren oder mit einer Baseline CPET VO2 von unter 11 ml/min/kgKG von hoher Bedeutung. Eine Chemotherapie ist ebenfalls kein Ausschlusskriterium, im Gegenteil, bei neoadjuvanten Radio-Chemotherapien für Magenkarzinome ist Bewegung durchaus zu empfehlen. Genauso wie bei Baseline 6MWT Werten von unter 430 Metern.

Inhalte

Vor Magen-OP ist ein Ausdauertraining durch Fahrradergometer, Laufband und Walking zu empfehlen. Zusätzlich kann dieses Programm noch durch Radfahren, Schwimmen, etc. ergänzt werden. Das Krafttraining zielt nicht nur auf einzelne Muskeln, sondern auf den gesamten Körper ab. Vor allem bei älteren oder gebrechlichen Patienten muss besonders auf eine individuelle Kraftdosierung und die persönliche Leistungsfähigkeit geachtet werden.

Setting

Vorzugsweise ist ein ambulantes Gruppentraining zu empfehlen. Hierbei muss beachtet werden, dass der Patient die Trainingszentren schnell und ohne großen Aufwand erreichen kann. Somit können die Trainingsabbruch-Raten reduziert werden und die Gegebenheiten für den Patienten verbessert werden. Sollte kein passendes Zentrum in der Nähe für den Patienten erreichbar sein, kann er auch auf ein Training zuhause umstellen.

Steuerung

Besonders zu empfehlen ist Walking, Joggen und Atemübungen. Idealerweise sollten aber auch die Krebspatienten, die ambulant trainieren können, einige Übungen zuhause durchführen. Ein moderates Ausdauertraining sollte mit etwa drei, bis maximal sieben Mal pro Woche für 20 bis 30 Minuten angesetzt werden. Dabei sollte das subjektiv empfundene Training bei 13 Borg-Skala, demnach moderat/etwas anstrengend sein. Das Krafttraining sollte zwei bis drei Mal die Woche stattfinden und jedes Mal um die 20 Minuten andauern. Die Kraftübungen sollten 10 bis 12 Mal wiederholt werden, wenn jedoch eine Wiederholungsanzahl von 15 ohne größere Anstrengung erreicht wird, sollte die Intensität des Trainings erhöht werden. Die Gesamtdauer dieses Trainingsblockes sollte mindestens zwei Wochen dauern.

Tab. 4.6: Empfehlungen zur Prähabilitation für Patienten mit Magenkarzinom.

Zielgruppe	– elektiv operable Tumoren
	– Besonders profitieren wahrscheinlich:
	  – Patienten über 60 Jahre
	  – Patienten mit Baseline CPET VO2(AT) < 11 ml/min/kgKG
	  – Patienten mit Baseline 6MWT < 430 m
	  – Patienten die neoadjuvante (Radio-)Chemotherapie erhalten, CPET nach Neoadjuvanter Radiochemotherapie wiederholen

Inhalte	– Ausdauertraining vorgegeben: Fahrradergometer, Laufband, Gehen – Ausdauertraining nach Patientenwunsch: Joggen, Radfahren, Walken, Schwimmen – Krafttraining: Ganzkörper-Training, insb. Atemhilfsmuskulatur – Krafttraining bei fragilen Patienten: altersangepasstes Training mit geführten Bewegungen und genauer Kraftdosierung – hochintensives Atemtraining mit Threshold Loading Systemen – Aufklärung über Wichtigkeit des Programms für postoperativen Outcome
Effekte	– Gewicht, BMI, Bauchfett, Liegedauer, Komplikationen
Setting	– am besten ambulant, wenn verfügbar; für Patienten, die Zentrum gut erreichen, da häufiger Grund für Drop-Out – Gruppentraining – Heimtraining für Patienten, die nicht gut an Zentrum angebunden sind (vor allem Gehen/Laufen und Atemtraining) – kombiniertes Training ambulant (Atemtraining, Ausdauer und Kraft) und zu Hause (Atemtraining und Ausdauertraining)
Intensität	– mildes Ausdauertraining: 3 ×/Woche min. 20–30 Minuten, bis zu 7 ×/Woche; Borg Skala 11–13 – Krafttraining: 2–3 ×/Woche; ca. 20 Minuten; 10–12 Wdh.; Steigerung bei 15 Wdh. Bei 60–75 % der max. Intensität. – intensiviertes Atemtraining mit Threshold Loading Gerät
Dauer	– mindestens 2 Wochen – Neoadjuvante Radiochemotherapie: ggf. bereits während der Therapie beginnen, ansonsten in der Woche nach Ende der Therapie um möglichst den gesamten Zeitraum zu nutzen
Outcome-Measures	– CPET: VO2(AT), VO2(peak), Workrate/6MWT – BMI, Gewicht, Bauchfett, Bauchumfang, Körperfett – PPC, POC, LD, Tage mit Sauerstoff ja/nein,

4.7 Leberkarzinome

Ähnlich wie beim Kolonkarzinom wird ein positiver Effekt durch präoperatives körperliches Training bei Patienten mit Leberkarzinom vermutet. Deswegen sollte ein
prähabilitatives Bewegungsprogramm empfohlen werden. Dabei darf nicht außer
Acht gelassen werden, dass Patienten mit Leberkarzinomen besondere Herausforde-
rungen mit sich bringen. So sollte eine ausreichende Ernährungsergänzung beachtet
werden und der portale Blutfluss nicht zu stark durch langes hochintensives Training
in der Dauermethode vermindert werden, damit keine Schädigung des funktionsfähi-
gen Lebergewebes eintritt.

Zielgruppe

Dieses Training richtet sich an die Patienten, die unter operablen Tumoren leiden.
Besonders wirksam zeigt sich das Training auch bei Patienten über 60 Jahren. Des
Weiteren ist es für diejenigen mit einem Baseline CPET VO2 Wert von unter 11 ml/min/
kg/KG oder einem Baseline 6MWT Wert von unter 430 Metern ebenfalls sehr empfehlenswert.

Inhalte

Bei der Bewegungstherapie von Leberkarzinomen sollte eine Kombination von Aus-
dauer-, Kraft- und Atemtraining erfolgen. Um die Ausdauer optimal zu trainieren
sollten Patienten sowohl das Fahrradergometer benutzen, als auch Spazieren gehen.
Dazu empfiehlt es sich ein Ganzkörper-Krafttraining durchzuführen. Dieses Training
sollte individuell auf die Patienten abgestimmt werden, insbesondere unter Berücksichtigung des Alters, der aktuellen Schmerzen und der persönlichen Leistungsfähigkeit.

Setting

Für Patienten, die nah an ein entsprechendes therapeutisches Trainingszentrum
angebunden sind, empfiehlt es sich, ambulante Gruppentrainingseinheiten durchzuführen. Durch die Nähe zum Trainingsort verringert sich nachweislich die Zahl
der Drop-Outs. Für die übrigen Patienten mit einem weiteren Anreiseweg ist es emp-
fehlenswerter ein *home-based-program* durchzuführen. Hierfür gibt es eine Großzahl
an verschiedenen Bewegungsformen. Besonders eignen sich jedoch (Nordic)-Wal-
king, Laufen und ein Atemtraining. Optimal ist es allerdings, wenn ein ambulantes
Gruppentraining mit einem Heimtraining kombiniert werden könnte. In diesem Falle
zeigen sich die besten und effektivsten Fortschritte.

Ein moderates Ausdauertraining sollte mindestens drei Mal pro Woche stattfinden, maximal jedoch sieben Mal, für jeweils 30 bis 60 Minuten. Dabei sollte die Herzfrequenz etwa 60 % des Maximums betragen und der Patient die Belastung subjektiv als leicht/moderat empfinden. Beim Intervalltraining wird drei Mal die Woche für eine Dauer von einer halben Stunde trainiert. Es sollten mehrfache kurze Intervalle (1–3 Minuten) zwischen mäßiger Belastung mit unter 60 % des maximalen Sauerstoff-

Tab. 4.7: Empfehlungen zur Prähabilitation für Patienten mit Leberkarzinomen.

Zielgruppe	– elektiv operable Tumoren
	– Besonders profitieren wahrscheinlich:
	  – Patienten über 60 Jahre
	  – Patienten mit Baseline CPET VO2(AT) < 11 ml/min/kgKG
	  – Patienten mit Baseline 6MWT < 430 m

Inhalte	– Ausdauertraining vorgegeben: Fahrradergometer, Gehen – Krafttraining: Ganzkörper-Training – Krafttraining bei fragilen Patienten: altersangepasstes Training mit geführten Bewegungen und genauer Kraftdosierung – hochintensives Atemtraining mit Threshold Loading Systemen im Intervall-Prinzip – Aufklärung über Wichtigkeit des Programms für postoperativen Outcome
Effekte	– kardiopulmonale Leistungsfähigkeit, körperliche Aktivität
Setting	– am besten ambulant, wenn verfügbar; für Patienten, die Therapie-Zentrum gut erreichen, da häufiger Grund für Drop-Out – Gruppentraining – Heimtraining für Patienten, die nicht gut an Therapie-Zentrum angebunden sind (vor allem Gehen/Laufen und Atemtraining) – kombiniertes Training ambulant (Atemtraining, Ausdauer und Kraft) und zu Hause (Atemtraining und Ausdauertraining)
Intensität	– sanftes Ausdauertraining: 3 ×/Woche min. 30–60 Minuten, bis zu 7 ×/Woche; 40 % der max. Hf./Borg Skala 11–13/an anaerober Schwelle – Intervall-Ausdauer-Training: 3 ×/Woche; 30 min., Wechsel zwischen mäßiger (< 60 % des VO2(peak)) und starker Belastung (90 % des VO2(peak)), bei 1–3 Minuten Intervallen, bei einer Minute Pause – Krafttraining: 2–3 ×/Woche; ca. 20 Minuten; 10–12 Wdh.; Steigerung bei 15 Wdh. oder RPE Skala 4–5; – intensiviertes Atemtraining mit Threshold Loading Gerät
Dauer	– mindestens 2 Wochen, ohne OP Verzögerung – Wartezeit auf Lebertransplantation nutzen
Outcome-Measures	– CPET: VO2(AT), VO2(peak), Workrate/6MWT – HOMA-IR/AFP/Sono-Staging – PPC, POC, LD, Mortalität – FONG Score

Volumens und intensiver Belastung mit bis zu 90 % des maximalen Sauerstoff-Volumens stattfinden, bei einer Minute Pause. Das Krafttraining sollte vom Patienten zwei bis drei Mal durchgeführt werden und jeweils etwa 20 Minuten anhalten, bei etwas anstrengender Intensität (60–70 %). Ergänzend kann ein Atemtraining ausgeübt werden. Das gesamte Training sollte mindestens für eine Dauer von zwei Wochen angesetzt werden, ohne eine OP-Verzögerung. Die Wartezeit auf eine Lebertransplantation kann ebenfalls sinnvoll durch bewegungstherapeutisches Training genutzt werden.

Stichwortverzeichnis

www.ingramcontent.com/pod-product-compliance
Lightning Source LLC
Chambersburg PA
CBHW081225190326
41458CB00016B/5681